DUMONT

Sollten in den Trinkwasserspendern in Wartezimmern nicht lieber Fische schwimmen? Warum sieht die Arzthelferin immer so aus, als sei sie frühmorgens schon von einem Visagisten zurechtgemacht worden? Warum ist der eine Arzt so wortkarg, der andere so schwatzhaft? Und vor allem: Was hat das alles mit mir zu tun? Mariana Leky betreibt Feldforschung in der Arztpraxis. Sie nimmt die Leser mit in Wartezimmer und auf Untersuchungsliegen, die jeder kennt, aber noch keiner so gesehen hat.

Mariana Leky studierte nach einer Buchhandelslehre Kulturjournalismus an der Universität Hildesheim. Sie lebt in Berlin und Köln. Bei DuMont erschienen der Erzählband ›Liebesperlen‹ (2001), die Romane ›Erste Hilfe‹ (2004) und ›Die Herrenausstatterin‹ (2010). Ihr SPIEGEL-Bestsellerroman ›Was man von hier aus sehen kann‹ (2017) wurde in über zwanzig Sprachen übersetzt und fürs Kino verfilmt, 2022 erschien ›Kummer aller Art‹ und wurde ebenfalls zum SPIEGEL-Bestseller.

Mariana Leky

BIS DER ARZT KOMMT

Geschichten aus der Sprechstunde

DUMONT

Von Mariana Leky sind bei DuMont außerdem erschienen:

Liebesperlen
Erste Hilfe
Die Herrenausstatterin
Was man von hier aus sehen kann
Kummer aller Art

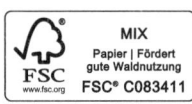

Das bei der Produktion dieses Buches entstandene CO_2
wurde durch die Finanzierung von Klimaschutzprojekten
kompensiert: climate-id.com/17531-2110-1001/de

Originalausgabe
6. Auflage 2026
DuMont Buchverlag, Köln
Alle Rechte vorbehalten.
Die Nutzung dieses Werks für Text- und Data-Mining im Sinne
von § 44b UrhG behalten wir uns explizit vor.
© 2013 DuMont Buchverlag GmbH & Co. KG,
Amsterdamer Straße 192, 50735 Köln, info@dumont-buchverlag.de
Zitatnachweis: S. 7: Harald Martenstein, »Was ist denn schlimm
an dem Wort ›Arzthelferin‹?«, in: *ZEITmagazin*, 13.12.2012, Nr. 51
Umschlaggestaltung: Lübbeke Naumann Thoben, Köln
Umschlagmotiv: © Neubauwelt
Gesetzt aus der Sabon
Druck und Verarbeitung: CPI books GmbH, Leck
Gedruckt auf säurefreiem und chlorfrei gebleichtem Papier
Printed in Germany
ISBN 978-3-8321-6248-1

www.dumont-buchverlag.de

Wenn die Patienten unter der Hand (des sie Berührenden)
aufschrecken, so ist das sehr schlimm.

Hippokrates

I went to the doctor to get a prescription
I told him little fact and lots of fiction

Robbie Williams

DIE ARZTHELFERIN[1]

Die Arzthelferin gehört nicht zu den Leuten, die nur schwer »Nein« sagen können. Sie ist die Schwellenhüterin des Arztes, und die am sorgfältigsten bewachte Schwelle ist die Terminvergabe beim telefonischen Erstkontakt. An dieser Grenze benimmt sich die Arzthelferin, als habe sie ein ganz und gar verschnürtes Herz. Man darf sich da nicht täuschen lassen: Das Herz der Arzthelferin ist groß und dehnbar, mit idyllischen Vorhöfen und wohnlichen Kammern. Leider zeigt sich das erst später.

Wenn sich die Arzthelferin beim telefonischen Erstkontakt mit einem angriffslustigen »Ja?!« meldet, kann man sicher sein, dass es das einzige »Ja« bleiben wird, das man während des Gesprächs von ihr bekommt. Die zu diesem Zeitpunkt angriffslustige Arzthelferin nämlich glaubt, dass man nur anruft, um den Arzt zu belästigen. Sie glaubt, dass man sich vorsätzlich etwas zugezogen hat, um den Arzt zu stören, dass man sich beispielsweise tagelang nackt in den

---

1 Die Arzthelferin heißt eigentlich gar nicht mehr so. Sie heißt jetzt »Medizinische Fachangestellte«. »Das neue Wort ist natürlich ziemlich lang«, schreibt dazu Harald Martenstein, »als Arzt hätte ich, besonders in kritischen Situationen, Angst, dass mir der Patient stirbt, bevor ich das Wort ›Medizinische Fachangestellte‹ ausgesprochen habe.«

Wind gestellt hat, um den Arzt mit einer Bronchitis aufzuhalten, dass man sich monatelang Nutella auf die Zahnbürste geschmiert hat, um den Arzt mit Karies zu behelligen, dass man vorsätzlich und mit Anlauf in ein Loch im Waldboden gesprungen ist, um den Arzt mit einem Muskelfaserriss zu inkommodieren, dass man jeden Tag in die Kirche gegangen ist, um Gott eine Nasennebenhöhlenentzündung abzuschwatzen, mit der man dem Arzt dann zu Leibe rücken kann.

Die Arzthelferin behütet den Arzt insbesondere vor Leuten, die *ein neuer Patient* werden wollen. »Waren Sie schon mal bei uns?« ist die entscheidende erste Frage der Arzthelferin. Weil man ahnt, dass man bei einem »Nein« nach ganz weit hinten verwiesen wird, versucht man, das unvermeidliche »Nein« bis zur Unkenntlichkeit zu verzieren. »Ich fürchte, ich war leider bisher noch nicht wirklich bei Ihnen«, sagt man, oder: »Es wäre das erste Mal.« »Also nein«, resümiert die Arzthelferin. Wenn man dann auch noch schüchtern fragt: »Hätten Sie vielleicht zeitnah einen Termin frei?«, kann man sicher sein, dass die Arzthelferin einen anfahren wird, als habe man sie gefragt, was sie drunter trägt oder ob sie einem finanziell aushelfen könne.

Eine solche Arzthelferin lässt sich durch nichts erweichen. Wenn man sagt: »Ich habe aber starke Schmerzen«, dann antwortet sie: »Solange Sie noch telefonieren können, kann es ja so schlimm nicht sein« oder »Ich auch.« Wenn man sagt: »Ich habe aber vermutlich eine noch nie da gewesene, spektakuläre Krankheit, die nach Ihrem Chef benannt werden wird«, antwortet sie: »Mir egal.« Wenn man sagt: »Ihre Praxis wurde mir aber von Professor Doktor Wohlgeboren empfohlen, ich soll auch herzliche Grüße ausrichten«, antwortet sie: »Grüße zurück.«

Wenn man ganz besonders hartgesotten ist, versucht man es mit: »Ich bin aber privat versichert.« Dann zögert die Arzthelferin. Bevor sie einem aber den zeitnahen Termin für Privatversicherte anbieten kann, verliert man die Nerven und sagt: »Kleiner Scherz.« – »Selten so gelacht«, sagt die Arzthelferin dann und legt auf.

Es gibt auch Arzthelferinnen, die gleich zu Anfang sehr viel sagen, und zwar alles in einem Wort. Dieses Wort kann ziemlich lang ausfallen, wenn nämlich die Arzthelferin angewiesen wurde, sich am Telefon namentlich vorzustellen, und außerdem in einer Gemeinschaftspraxis arbeitet, in der mindestens ein Arzt einen Doppelnamen trägt.[2] Daran, wie sie sich meldet, kann man übrigens merken, ob sich im Privatleben der Arzthelferin etwas Entscheidendes verändert hat. Wenn sie ganz kurz stockt, bevor sie ihren Namen sagt, ist ihr der eigene Name neu, weil sie gerade geheiratet oder sich gerade hat scheiden lassen. Besser, man fragt nicht nach.

Wenn man die entscheidende Schwelle überschritten hat und am Tresen vor der Arzthelferin steht, glaubt man kurz,

---

2 »Praxisdoktorbrücknerdoktorgerlbruchdoktorherrmanns-hausenwippenstedtmeinnameistyvonneneuhausgutentag.«

man habe sich vertan und sei in eine Praxis für Verschönerung geraten. Die Arzthelferin nämlich sieht aus, als schliefe in oder neben ihrem Bett ein Visagist. Noch bevor die Arzthelferin erwacht, geht dieser Visagist lautlos zu Werke, er legt abschwellende Teebeutelchen auf ihre Lider, zupft ihre Augenbrauen zurecht, appliziert schimmernde Cremes und färbt den Haaransatz nach.[3] Wenn die Arzthelferin dann erwacht, muss nur noch getuscht und frisiert werden. Nur so, mit einem beigestellten Visagisten, ist es zu erklären, dass die Arzthelferin immer und schon um sieben Uhr fünfzehn perfekt aussieht und dass sie sich niemals, wie herkömmliche Leute, durchs Haar fahren muss.

Man steht vor dem Tresen der aus dem Ei gepellten Arzthelferin, man hatte heute früh keinen Visagisten zur Hand, nicht einmal ein Frühstück, weil man nüchtern einbestellt wurde. Man steht dort in einem kleinen Pulk anderer Wartender, die auch nicht gepellt aussehen, eher geschält; struppig und triefend steht der kleine Patientenpulk da wie eine Herde alter Ponys im Schnee.

Man wartet, bis man angesprochen wird, das kann dauern. Mit glasigen Augen sieht man der Arzthelferin bei ihren Verrichtungen zu. Immer wieder rauscht der Arzt herein, um ihr einen Zettel zu überreichen, den auf der

---

3 Die Arzthelferin trägt rätselhafterweise nie ihre natürliche Haarfarbe. Vermutlich entscheidet über den Farbton der Arzt.

ganzen Welt nur sie entziffern kann, um ihr Einwortsätze zu sagen, die auf der ganzen Welt nur sie verstehen kann, man schaut ihr zu, wie sie einen ihrer zahllosen Telefonhörer abnimmt, ein »Ja?!« hineinblafft oder, mit dem immer gleichen Singsang, ihren langen Satz aufsagt. Eines ihrer Telefone klingelt immer und stets mit einer viel zu munteren symphonischen Melodie. Man sieht der Arzthelferin zu, wie sie »Moment« in einen weiteren Hörer sagt und ihn zu anderen Hörern auf den Tresen legt. Man sieht ihr zu, wie sie Krankenkassenkärtchen prüft, wie sie dem surrenden Rezept- und Überweisungsscheindrucker Rezepte und Überweisungsscheine entnimmt. Und unter all den gesingsangten Sätzen, dem Surren, den Telefonklingelsymphonien, dem Niesen und Scharren der Wartenden hört man das Schweigen, das aus den hingelegten Telefonhörern rinnt, das Schweigen der Patienten, die am anderen Ende der Leitung warten, die einen Termin möchten oder ein Testergebnis. Manchmal hört man aus einem abgelegten Hörer, der schon sehr lange da liegt, ein klägliches »Hallo? Hallo?«, dann versucht man, den Blick der Arzthelferin zu erhaschen und zeigt stumm auf den Hörer. »Ich hab auch nur zwei Hände«, belehrt einen die Arzthelferin dann. »Natürlich«, sagt man, obwohl man ihr das kaum glaubt.

Die Arzthelferin ist so ungeheuer wach, so agil, und man selbst steht so verschnoddert da, so verschneit, zerrupft und knietief im Schweigen der wartenden Hörer. Weil es gerade jetzt mit dem Selbstwertgefühl nicht weit her ist, weil auch das Selbstwertgefühl nüchtern einbestellt wurde, findet man, dass die Arzthelferin ganz und gar in ihrem Leben angekommen ist, in ihrem gepflegten Leben, während man selbst bisher leider nur beim Arzt angekommen ist.

Wenn die Arzthelferin während der Behandlung gefragt ist, wenn sie Blut abnehmen oder Beihilfe zu einer Spritze leisten soll, zeigt sie ihr wahres Herz. Fragt der Arzt einen beispielsweise, ob man Angst vor Spritzen ins Knie hat, und man sagt »Ja«, obwohl man bislang keine Angst vor Spritzen ins Knie hatte, aber jemand ist, der immer gern zugreift, wenn ihm eine neue Angst angeboten wird, holt der Arzt die Arzthelferin dazu, die während der Spritze gekonnt tätschelt und plaudert. Es zeigt sich, dass die Arzthelferin eine Virtuosin des Tätschelns und ablenkenden Small Talks ist. Während der Arzt mehrere Meter Spritze unter der Kniescheibe verstaut, verwickelt einen die Arzthelferin mit leichter Hand in ein Gespräch, sie versteht es, aus allem, aus wirklich allem, ein anregendes Gesprächsthema zu machen, sie erörtert das Für und Wider des Wetters, von Armbanduhren, des neuen Anstrichs der Sprechzimmerfußbodenleisten, und während man dankbar an den Lippen der Arzthelferin hängt und der Arzt die Stelle unter der Kniescheibe mit irgendetwas befüllt, hört man plötzlich einen gedämpften Knall ganz in der Nähe. Man fragt sich, ob eine Fachliteratur aus dem Regal oder die Wirbelsäulennachbildung vom Tisch gefallen ist, man schaut besorgt nach unten, um nachzusehen, ob der über das Knie gebeugte Arzt zu Boden gegangen ist, aber all das ist es nicht. Was da knallte, war nichts anderes als das absprigende Band vom eingeschnürten Herzen der Arzthelferin.

DAS WARTEZIMMER

In den meisten Wartezimmern stehen verchromte Kleiderbügel zur Verfügung, die sich nicht von der Hängestange nehmen lassen. Sie klackern aneinander, wenn man trotzdem versucht, seinen Mantel aufzuhängen, ein Tonsignal, das den anderen Wartenden einen weiteren Wartenden ankündigt.

Manchmal gibt es in einer Ecke einen Trinkwasserspender, den allerdings nie jemand benutzt, man könnte genauso gut Fische hineintun. Vermutlich denken alle wartenden Patienten, dass das Wasser schon seit Praxiseinweihung bewegungslos im Kanister vor sich hin steht oder dass heute schon Trillionen viraler oder bakterieller Zeigefinger auf den Trinkwasserspenderknopf gedrückt haben.

An den Wänden des Wartezimmers hängt Kunst.[4] Manchmal abstrakte Bilder. Bei deren Betrachtung fragt man sich, ob der Arzt sie in seiner spärlichen Freizeit selbst gemalt hat oder ob sie von einem Patienten stammen, man fragt sich, was der Patient mittels seiner abstrakten Bilder verarbeiten musste, und hofft, dass es nicht der Besuch beim Arzt war.

---

4 In seltenen Fällen ist die Kunst im Wartezimmer sehr unpassend. Da hängt dann z.B. bei einem Zahnarzt Edvard Munchs *Der Schrei*.

In vielen Wartezimmern hängt ein Flachbildfernseher. Darin gibt es tonlose Tierdokumentationen zu sehen, Impressionen einer Safari oder etwas mit heimischen Vögeln. Zwischendurch läuft aber auch ein powerpointpräsentationsartiger, bebilderter Text über diverse Erkrankungen und deren Behandlung. Bemerkenswerterweise sind es durchweg Sachen, die man sich durch langes Warten zuziehen kann (Bandscheibenvorfall, Knicksenkspreizfuß, Migräne).

Patienten im Wartezimmer sprechen einander nicht an. Vielleicht, weil einem bei kapitaler Bronchitis nicht nach Unterhaltung ist. Oder weil man fürchtet, sich dann die Infekte und detaillierten Leidensgeschichten der Mitwartenden zuzuziehen. Vielleicht, weil man Angst hat und mit dieser Angst in Ruhe gelassen werden möchte, weil es sich um eine unansprechbare Angst handelt, eine Angst, die viel zu erhaben ist, als dass sie sich durch dahergelaufene Nebensitzer von sich selbst ablenken ließe. Vielleicht braucht man Ruhe, weil man gerade in magischen Verhandlungen steht, die alle Konzentration erfordern. »Wenn es harmlos ist, werde ich ab sofort nie wieder lügen«, verspricht man still in die Stille des Wartezimmers hinein, oder: »Wenn es keine weiteren Entzündungsherde gibt, räume ich mit meinem Leben auf und werde künftig jede Minute genießen.« Diese stillen Verhandlungen sind quälend in ihrer Einseitigkeit, denn bislang ist noch nie jemand aufgrund dieser inneren Beteuerungen herabgefahren, um sich neben den Verhandelnden zu setzen, ihm auf den Schenkel zu schlagen und energisch zu sagen: »Abgemacht! Dann leg mal los.«

Die Luft im Wartezimmer ist dick von der Schwere der magischen Verhandlungsmasse, von übergewichtigen Bakterien und auch, weil im Wartezimmer wegen möglicher Zugluft keiner lüftet. Man hört das Umblättern von Illustriertenseiten, das untersagte Tippen auf Mobiltelefonen, Niesen, Husten, Räuspern, das Rascheln von Taschentüchern und der Kleidung derer, die wegen drohender Haltungsschäden eine neue Sitzposition probieren.

Von ferne hört man die Verrichtungen der Arzthelferin, das Klingeln und Surren ihrer Apparate. Ab und zu steht jemand auf, um die Arzthelferin zu fragen, wie lange man noch warten muss. »Einen Moment noch«, sagt die Arzthelferin dann, »wir tun, was wir können.«

Ansonsten sagt keiner etwas. Dabei hätte man jetzt Zeit, sich gründlich kennenzulernen. Man könnte, wenn man alles über Königshäuser gelesen hat, über Stars in Scheidung, Stars im Glück und in Entzugskliniken gemeinsam Collagen, Hüte oder Schiffe aus den Illustrierten basteln. Man könnte auch *Stadt, Land, Fluss* spielen, mit den neu eingeführten Kategorien *Hochadel*, *Stars* und *Heimische Vögel*. Man könnte feststellen, wie viel man gemeinsam hat (Knicksenkspreizfüße zum Beispiel oder ein ganz neues Interesse für das Rotkehlchen), man könnte sich die dann plötzlich gar nicht mehr so vergilbten Witze aus der *Freizeit Revue* vorlesen, man könnte sich Narben zeigen oder fragwürdige Leberflecke, man könnte sich gegenseitig einen günstigen Verlauf nahelegen (»Ach, *das* haben Sie? Meine Tante hatte das auch, und die ist trotzdem weit über neunzig geworden«), man könnte gemeinsam das Wartezimmer umgestalten, man könnte auch mal lüften. Und vielleicht würden sogar die Wartenden mit der großen Furcht ihre inneren Verhandlungen kurz unterbrechen, sich aus ihrer herrischen Angst herauswinden (natürlich nur unter der Beteuerung: »Ich bin gleich zurück«), und wenn dann die Arzthelferin den Kopf durch die Tür steckte und sagte: »So, der Nächste bitte«, würde man, in Umbauarbeiten, in die Suche nach einer Königin mit Y oder ins Gespräch vertieft, »Einen Moment noch« zu der Arzthelferin sagen, »einen Moment noch. Wir tun, was wir können.«

DIE SELBSTAUSKUNFT

Wenn man einen Arzt zum ersten Mal konsultiert, bekommt man ein Klemmbrett mit einem Blatt zur Selbstauskunft in die Hand gedrückt, dazu einen Werbekugelschreiber. Auf dem Blatt stehen Krankheiten, daneben zwei Spalten. In der linken, nah an den Krankheiten, stehen untereinander lauter JAs, in der rechten lauter NEINs. Unter der langen Reihe von JAs und NEINs steht die Frage, welche Medikamente man regelmäßig einnimmt, darunter zwei Linien.

Man ist sehr gut dran, wenn man in der Selbstauskunft ein Neinsager bzw. ein Neinumkringler ist. Wenn man, neben all den mehr oder minder verheerenden Krankheiten, die einem vorgeschlagen werden, ohne zu zögern jedes JA übergeht, jedes NEIN umkringelt und auf der Selbstauskunft am Schluss eine vollständige Reihe rasch umkringelter NEINs prangt. Würde man sie nicht so beiläufig machen, könnte die Neinumkringelung, könnte jeder einzelne Neinkringel, jedes unberührte JA Anlass geben, die Dinge ins rechte Licht zu rücken.[5]

---

5 »Nein, ich habe keine schwere Herzinsuffizienz, ich habe eine Sinusitis, so gesehen eine läppische, niedliche, eine ganz und gar behagliche Sinusitis, die so unwesentlich ist, dass sie es nicht mal auf diese Liste geschafft hat«, »Es läuft zwar

Leider leuchtet einem das Glück der ausnahmslosen Neinumkringelung erst ein, wenn es dahin ist. Wenn man plötzlich auch mal linksseitig kringeln muss, wenn sich im Leben und in der Selbstauskunft das eine und das andere JA einfinden. Plötzlich ist man, JA, schon mal operiert worden, plötzlich hat man, JA, etwas Chronisches, plötzlich ist, JA, ein Ersatzteil im Körper, plötzlich muss man Medikamentennamen auf die bislang immer leer gebliebenen Linien für die Medikamente schreiben. Noch hat man das Medikament, das man jetzt chronisch nehmen muss, nicht oft genug geschluckt, um auswendig zu wissen, ob es sich mit I oder Y schreibt.[6] Wenn man Glück hat, steht der Name des Medikaments zufällig auf dem Werbekugelschreiber.

Während man mit dem Klemmbrett auf den Knien vor der Selbstauskunft sitzt, fragt man sich, wie das wohl weitergehen wird mit der Bejahung und Verneinung. Man zählt seine Jahre, man zählt die neu eingetroffenen JAs. Man fragt sich, ob und wann aus der immer noch fast geraden Neinumkringelungslinie eine Zickzacklinie werden, ob und wann es eine Kringelschlagseite nach Links geben

nicht alles rund in meinem Leben, aber ich bin nicht inkontinent«, »Ich habe zwar kein Geld, dafür aber auch kein einziges künstliches Gelenk« etc.

6 Im Zweifel immer mit Y. Medikamentennamen versuchen oft, sich durch eine affige Häufung von Ypsilons interessant zu machen, wo es auch ein simples I tun würde.

wird, weil einem das bisher so selbstverständliche NEIN vergeht, weil es streitig gemacht wird. Man sitzt betroffen da mit seinem Klemmbrett, als habe man nicht gewusst, dass jedes eingekringelte NEIN ein widerrufliches war, während die neuen JAs unbefristet bleiben.

Man fragt sich, ob und wann die zwei Linien für die Medikamentennamen und die ohnehin schlappe Mine der Werbekugelschreiber nicht mehr ausreichen werden, um all die Namen der Medikamente aufzuschreiben, die man dann einnehmen muss und deren Schreibweise man dann sogar im Schlaf kann, so wie man früher im Schlaf seine NEINs umkringeln konnte.

Zum Glück kann man sich all das nicht ausführlich ausmalen. Die Arzthelferin braucht nämlich das Klemmbrett bald zurück.

Auf der Rückseite der Selbstauskunft stehen Gewohnheiten, und hier wird einem ein angenehm dehnbares GELEGENTLICH zur Umkringelung angeboten. Wenn bei »Trinken Sie Alkohol?« und »Rauchen Sie?« ein NEIN allzu glatt gelogen wäre, kann man getrost das GELEGENTLICH umkringeln, das stimmt immer. Man muss ja nicht angeben, wie viele Gelegenheiten sich bieten. Man muss ja nicht ausführen, dass sich jeden Morgen die Gelegenheit bietet, etwas Eierlikör ins Müsli zu mischen, oder dass man täglich die Gelegenheit hat, bereits um die Mittagszeit die erste Schachtel Zigaretten des Tages geraucht zu haben.

Da es sich um eine *Selbst*auskunft handelt, wäre es nur folgerichtig, wenn man als Patient die Selbstauskunft selbst gestalten oder ihr wenigstens ein paar Fragen beifügen könnte. Zum Beispiel:

Die Tabletten, die Sie einnehmen: Nehmen Sie die eigentlich wirklich regelmäßig ein?
Ja   Nein

Ich meine »regelmäßig« nicht im Sinne von »immer mal wieder«, sondern im Sinne von »jeden Tag«.
Ja   Ach so, dann Nein

Haben Sie Angst vor Spritzen?
Ja   Nein   Gelegentlich

Laufen Sie beim Blutabnehmen Gefahr, in Ohnmacht zu fallen, werden Sie aber den Teufel tun, das zuzugeben?
Ja   Nein   Gelegentlich

Soll ich während des Erstgespräches den ein oder anderen Witz machen?
Ja   Nein

Soll ich bei Ihrer Angabe, wie viel Sie täglich rauchen, noch mal das Gleiche draufschlagen?
Ja   Nein

Wirklich nicht?

Doch   Doch

Gefällt Ihnen eigentlich die Kunst in meinem Wartezimmer?

Ja   Geht so   Nein

Auf einer Skala von eins bis zehn: Wie bewerten Sie
mein Zeitschriftenangebot im Wartezimmer?
(eins = unter aller Sau, zehn = hervorragend sortiert)

1   2   3   4   5   6   7   8   9   10

Sollte ich mir dringend mal neue Kugelschreiber kommen lassen?

Ja   Nein

Thema Hypochondrie: Schon mal davon gehört?

Ja, schon öfters   Nein, muss ich gleich
                            mal googeln

Werden Sie im gleich anstehenden Erstgespräch wich-
tige Fragen zu stellen vergessen?

Ja   Nein

Wenn ja, welche?

_____

_____

_____

_____

_____

_____

_____

_____

_____

_____

_____

_____

_____

_____

_____

_____

_____

_____

_____

_____

_____

_____

_____

_____

_____

_____

(Sie dürfen auch gern ein weiteres Blatt beifügen.)

DER ARZT UND DIE GEMÜTLICHKEIT

Einige Ärzte haben einen Hang zu lustigem Dekomaterial. Da stehen knubbelige Maus-, Schildkröten- oder Schafsfiguren aus Hartplastik auf dem Sprechzimmerschreibtisch, vereinzelt sogar ein Arztschlumpf, und manchmal hat der Arzt den Tischbeinen lustige grüne Plastikfüße angezogen.

Der Arzt meint das gut. Es ist der Versuch, es dem Patienten in der Praxis gemütlich zu machen. Der Arzt weiß nicht, dass das so vergeblich ist wie der Versuch, einen stecken gebliebenen U-Bahn-Waggon gemütlich zu machen. Er weiß auch nicht, dass lustige knubbelige Figuren überhaupt keine Gemütlichkeit auslösen. Sie schlagen dem Patienten vielmehr aufs Gemüt, insbesondere traurigen Patienten drischt solches Dekomaterial förmlich aufs Gemüt ein. Traurige Patienten nämlich missverstehen den Zweck solcher Dekorationen. Sie glauben, der Arzt habe die Figuren als Vorbild dort platziert. Sie glauben, der Arzt sehne sich danach, dass die Patienten ein bisschen mehr wären wie die knubbeligen Figuren, proper und spaßig und ohne muckende Organe. Die traurigen Patienten haben aber nie Spaßigkeit dabei, dafür immer fast alle Organe. Waren die traurigen Patienten bislang eigentlich ganz erleichtert darüber, kein Arztschlumpf zu sein, empfinden sie nun auch das als Scheitern.

Die traurigen Patienten merken nicht, dass nicht *sie* in der Praxis deplatziert sind, sondern das Hartplastikgedöns. Man sollte nicht von einem Arztschlumpf angegrinst werden müssen, wenn einem eine Überweisung zur Magenspiegelung in Aussicht gestellt wird. Man sollte nicht, nachdem man erfahren hat, dass neben der Traurigkeit auch noch etwas anderes in einem chronisch ist, beim Aufstehen versehentlich dem Tisch auf seinen grünen Spaßfuß treten müssen.

DIE VORURTEILE BEIM ERSTEN MAL

Es gibt eine Menge altbekannter Vorurteile den Arztfach-richtungen gegenüber: Der Gynäkologe beispielsweise hat einen kapitalen Mutterkomplex, der Durchgangsarzt hat Bindungsängste und der lichtscheue Radiologe schläft auf einem Hochbett aus übereinander gestapelten Geldsäcken. Der Chirurg ist der, der bei einer Splatterfilmvorführung im Kino bei den besonders schockierenden Axt-und-Säge-Szenen vor Vergnügen quietscht. Der Kardiologe ist selbst-herrlich und der Schönheitschirurg ein schlechter Mensch. Der Orthopäde leidet unter einem quälenden Spritzzwang (wenn gerade kein Patient zur Hand ist, spritzt er verzwei-felt in Bandagen oder Einlagen), der Zahnarzt ist in der anal-sadistischen Phase stecken geblieben, und wo der Prok-tologe stecken geblieben ist, weiß kein Mensch.

Wenn ein Patient erstmalig die Arztpraxis bzw. das Sprechzimmer betritt, stellen sich mit und in ihm eine Menge zusätzlicher, spontaner Vorurteile ein, die nichts mit der Fachrichtung zu tun haben, aber ebenso hartnäckig sind. Zum Beispiel:

Der Arzt kann einfach kein guter Arzt sein, wenn …

… er die Sprechzeiten auf seinem Praxisschild mit Ed-ding korrigiert hat, und zwar nach unten.

… er persönlich ans Telefon geht.

… er keine Webpage hat.

… man bei ihm einen zeitnahen Termin bekommt.

… er vertrocknete Kübelpflanzen im Eingangsbereich stehen hat.

… seine Praxis aufwendig verspiegelt und verglast ist und Domblick hat.

… seine Praxis irgendwie vergilbt und gedrungen wirkt und sich direkt über einer Kleintierhandlung befindet.

… es in seiner Praxis nach Eintopf oder Klostein riecht.

… seine Praxisklingel einen nervigen vielstimmigen Klingelton hat.

… er eine Diddlmaus auf dem Tresen stehen hat.

… sein Zeitschriftenangebot nur für Leute mit Landsitz gedacht ist.

… sein Zeitschriftenangebot nur für Leute mit Interesse an Rennsport gedacht ist.

… seine Hose zu kurz ist.

… seine Hose zu eng ist.

… er keine Strümpfe trägt.

… er Strümpfe trägt, aber in zu kleinen Sandalen.

… seine Hand sich beim Begrüßungshandschlag anfühlt wie ein totes, gehäutetes Kleintier.

… er abgekaute Fingernägel hat.

… er sehr lange Fingernägel hat.

… er müffelt.

… er stark parfümiert ist.

… er ein unsympathisches Lachen hat.

… seine Arzthelferin ein unsympathisches Lachen hat.

… einer seiner Patienten ein unsympathisches Lachen hat.

... er sich keine Zeit nimmt.

... er sich viel zu viel Zeit nimmt.

... er aussieht wie ein Filmstar.

... er schwer übergewichtig ist.

... er irgendwie anorektisch wirkt.

... er Schlaf in den Augen hat.

... er einen Blinzeltick hat.

... er einen unmöglichen Vornamen hat.[7]

... er zu gebräunt ist.

... er zu blass ist.

... er die Mimik eines Bären hat.

... er einen ansieht, als sei man eine Büchereimahnung.

---

7 Zum Beispiel Gotthold, Michelangelo oder Diethelm.

DER ARZT UND SEIN COMPUTER

Während man dem Arzt seine Symptome schildert, tippt er immer wieder etwas in seinen Computer. Der Arztcomputerbildschirm ist sehr groß, als sei der Arzt nur nebenberuflich Arzt und eigentlich Architekt oder Filmcutter. Der Bildschirm ist so gestellt, dass der gegenübersitzende Patient ihn nur von hinten sehen kann, dass er keinesfalls Einblick in die Notizen des Arztes hat. Das wirkt ein bisschen so wie früher in der Schule, wenn bei Diktaten die, die alles besser wussten und ihre Hausaufgaben gemacht hatten, ihre Schulheft- und Federmappen so um ihr Diktatblatt herumarrangierten, dass keiner abschreiben konnte.

Dass man nicht sehen darf, was der Arzt während des Gesprächs in seinen Computer schreibt, macht immer etwas argwöhnisch. Was schreibt der Arzt da? Notiert er entsetzliche Verdachtsdiagnosen, die der Patient keinesfalls abschreiben darf, weil ihn, wenn er sie zu Hause recherchiert, der Schlag trifft? Googelt er das beschriebene Symptom bei *www.frag-mutti.de*? Schreibt er »Diagnose: Morbus Bahlsen«?[8] Gibt er nur vor, zuzuhören, und legt heimlich im Computer eine Patience? Ersteigert er während des Gesprächs ein originalverpacktes Nierenschälchen auf ebay? Chattet er mit der Arzthelferin?[9]

8 Arztcode für »einen an der Waffel haben«.

Am Gesicht des Arztes lässt sich nichts ablesen. Niemand hat ein so unlesbares Gesicht wie der Arzt, wenn er etwas notiert. Er könnte jederzeit haushoch pokern. Sein Gesicht ist noch weit unlesbarer als seine Schrift.[10]

9 »neuer patient gähn ☹ heut mittag zum griechen? ☺ hdl arzt«

10 Das Vorurteil, der Arzt schreibe unleserlich, stimmt tatsächlich. Das scheint zum Berufsbild zu gehören. Vermutlich muss der Arzt während des Studiums in prüfungsrelevanten Seminaren das Unleserlichschreiben lernen.

DER ARZT IM GESPRÄCH

Manche Patienten glauben, der Arzt behandle einen nur fachgerecht, wenn man sich gut mit ihm versteht; sie glauben, dass dann nicht nur die Diagnostik weniger schmerzhaft sein wird, sondern auch die Diagnose. Gehört man zu dieser Patientengruppe, benimmt man sich, als sei man nicht beim Arzt, sondern bei der Partnerwahl, und sucht das Sprechzimmer hektisch nach Gemeinsamkeiten ab. Gern deutet man dann zum Beispiel auf eine medizinische Lehrtafel, auf der ein Mensch ohne Haut abgebildet ist, die Nerven und Muskelstränge liegen blank, und sagt: »Das ist ja ein Zufall, genauso sieht es auch in mir aus!«

Man fühlt sich für das Gespräch mit dem Arzt verantwortlich. Schließlich hat man es selbst gesucht, schließlich hat man den Arzt angerufen und nicht umgekehrt. Weil der Arzt aber kaum etwas so sehr fürchtet wie eine mögliche Langatmigkeit des Patienten, möchte er das Gespräch sofort in die Hand nehmen, die Erzählung des Patienten begradigen und ihr jede Gelegenheit zur Ausuferung nehmen. Zu diesem Zweck grätscht der Arzt manchmal bereits beim zweiten Satz des Patienten mit einer Frage in dessen Erzählung hinein.

Hineingrätschende Fragen des Arztes sind immer verunsichernd, weil sie wie Fragen in einer Prüfung wirken, für die man nicht ausreichend gelernt hat. So kann man zum

Beispiel nicht spontan und genau sagen, ob ein Schmerz eher ziehend oder stechend ist. Man will aber unbedingt das Richtige sagen, denn man unterstellt, dass die Antwort auf die Frage nach Ziehen oder Stechen über Leben oder Tod entscheiden kann. Man ahnt, dass die Antwort »Mal so, mal so« auf ebenso viel Gegenliebe stoßen wird wie das »Mal so, mal so« in einem Verhör. Weil man, überrumpelt von der hineingrätschenden Frage des Arztes, erst mal überlegt, ob es zieht oder sticht, und dabei hektisch Füllwörter vor sich hin sagt *(also, im Grunde, so gesehen, ein Stück weit)*, hat der Arzt die Langatmigkeit, die er fürchtete, selbst herbeigefragt.

Aber als Patient weiß man ja, dass der Arzt Angst vor Langatmigkeit hat. Man weiß ja, dass der Arzt die sparsame Schilderung schätzt, deswegen hat man sich in Vorbereitung auf den Arztbesuch mit Dramaturgie, Erzählökonomie und Spannungsbögen auseinandergesetzt, man versucht, seine Symptombeschreibung in einem narrativen Balanceakt ebenso knapp wie originell und bilderreich zu gestalten, damit der Arzt nicht wegen Langatmigkeit hineingrätscht oder innerlich abschweift.

Gleichzeitig bemüht man sich, hier und da scheinbar unabsichtlich eine Fachvokabel anzubringen; einerseits, um dem Arzt Sachkenntnis und Augenhöhe vorzugaukeln, andererseits aber auch aus Höflichkeit; wenn man ein fernes Land bereist, legt man sich schließlich auch ein paar Brocken Fremdsprache zurecht, um den Einheimischen entgegenzukommen.

Der Arzt sollte neben dem hippokratischen Eid außerdem schwören, sich regelmäßig einer logopädischen Kontrolle zu unterziehen. Nirgendwo sonst ist eine exzellente Aussprache so entscheidend wie beim Arzt. Der Arzt darf unter keinen Umständen nuscheln, insbesondere beim Verkünden der Diagnose muss der Unterschied zwischen den Worten »ein« und »kein« glasklar verständlich sein. Gerade bei furchtsamen Patienten ist es wichtig, dass der Arzt autoritär auftritt und etwas sagt wie: »Hören Sie mir jetzt bitte genau zu«, damit der furchtsame Patient in der Gegenwart bleibt und nicht in all das abdriftet, was er im Internet über seine Symptome gelesen hat. Der Arzt sollte so sprechen, als wäre der Patient blind und würde vom Arzt durch einen Irrgarten geführt (ein bisschen so ist es ja auch).

Am besten ist man dran, wenn der Arzt sich beim Verkünden der Diagnose benimmt wie ein Pädagoge alter Schule, der den Patienten auffordert, das Gehörte zu wiederholen, der ihn nötigt, die Essenz des Gehörten hundertmal hintereinander aufzuschreiben *(Ich soll unbesorgt sein und das Internet meiden).*

1.) Der wortkarge Arzt

Der wortkarge Arzt verhält sich im Gespräch, als wäre man nicht in einem Sprechzimmer, sondern in einem Western. Er sagt nur wenige und sehr kurze Sätze, meistens ohne Subjekt. Der wortkarge Arzt fragt nichts und untersucht einen nicht, weil Fragen und Untersuchungen etwas für Weicheier sind.

Wenn man einem solchen Arzt von anhaltenden Kopfschmerzen berichtet, greift er schweigend zum Telefonhörer, um wortkarg mit einem Radiologen zu sprechen, der einen durchleuchten soll. »Einmal MRT«, sagt der wortkarge Arzt in den Hörer und blickt einen an, als sei er ein Rodeo-Schiedsrichter und man selbst mache gerade eine sehr kümmerliche Figur auf einem bockenden Mustang. Der Radiologe am anderen Ende der Leitung fragt irgendetwas nach. Der wortkarge Arzt, in einer Hand den Hörer, mit der anderen an seinen unsichtbaren Sporen drehend, den Blick immer noch auf den auf dem Mustang hoppelnden Patienten gerichtet, antwortet dem Radiologen: »Sieht nicht besonders gut aus.«

Kurz darauf legt er den Hörer aufs Telefon wie einen rauchenden Colt auf die Saloontheke, hält einem die Visitenkarte des Radiologen entgegen und sagt: »Morgen früh um acht.«

Man bekommt die Visitenkarte nicht gleich zu fassen, weil man sich schließlich auf einem Mustang zu halten versucht, der seit dem Satz »Sieht nicht besonders gut aus« vollkommen rasend geworden ist. Man kann jetzt auch nichts mehr sagen, man kann auch nichts mehr fragen, weil Fragen nichts für Weicheier sind, die auf rasenden Rodeomustangs sitzen.

Man springt auf dem Rücken des wild ausschlagenden Tieres nach draußen. Den Rest des Tages und viel von der Nacht lang hat man es mit rasenden und wild ausschlagenden Gedanken zu tun, die sich um den Satz »Sieht nicht besonders gut aus« drehen, weil von allen zu dieser Antwort passenden Fragen die naheliegendste auch die schrecklichste ist (»Wie steht es denn um den Patienten?«). Händeringend überlegt man, was der Radiologe ansonsten gefragt haben könnte, händeringend sucht man nach einer Frage des Radiologen, die der Antwort »Sieht nicht besonders gut aus« ihren Schrecken nehmen könnte:

»Och nö, nicht schon wieder MRT. Das ist so dermaßen öde. Mal so unter uns: Macht der Patient denn wenigstens optisch was her?«

»Okay, lieber wortkarger Kollege, morgen um acht! Sagen Sie, wissen Sie zufällig, wie am Wochenende das Wetter wird?«

»Okay, morgen um acht! Und jetzt mal was ganz anderes: Wie ist es eigentlich um Ihre Ehe bestellt?«

»Okay, morgen um acht! Was ich Sie schon längst mal fragen wollte: Wie ist eigentlich das Porträt von Ihnen in einem Hermelinmantel geworden?«

»Okay, morgen um acht! Was glauben Sie: Wird der Großgrundbesitzer in unser beider Lieblingstelenovela heute endlich in die Hochzeit seiner Tochter mit dem herzensguten, aber eben unterständischen Pferdepfleger einwilligen?«

»Okay, morgen um acht! Wo ich Sie gerade an der Strippe habe: Was halten Sie eigentlich von asymmetrischen Haarschnitten?«

2.) Der redselige Arzt

Der Arzt hat ein viel stattlicheres Selbstvertrauen als der Patient; der Arzt sagt nie: »Das weiß ich auch nicht so genau, da muss ich erst noch mal jemanden fragen.« Weil man als Patient, der nur wenig genau weiß und oft noch mal jemanden fragen muss, von dem blühenden Selbstbewusstsein des Arztes beeindruckt ist, glaubt man auch, dass das, was der Arzt sagt, stimmt; und zwar so zweifellos wie nichts anderes.

Wenn zum Beispiel der Ehemann sagt: »Ich liebe dich nicht mehr, es ist vorbei«, wenn ein Hotelrezeptionist sagt: »Wir sind leider vollkommen ausgebucht, da ist nichts zu machen«, wenn der Schuster sagt: »Diese Schuhe sind nicht zu retten, ich habe alles Menschenmögliche getan«, dann kann man das alles nach Herzenslust anzweifeln. Man kann unterstellen, dass Rezeptionisten und Ehemänner sich mit den Belegungsplänen von Hotelzimmern respektive Herzen nicht so gut auskennen, wie sie vorgeben; und dass auch die Schuhe – obwohl so oll und schief gelaufen wie die Ehe – von kompetenteren Händen sicher noch zu retten sind.

Das Wort des Arztes aber gilt umstandslos. Deswegen darf der Arzt nie und nimmer etwas einfach so dahersagen. Dahergesagte Sätze des unangezweifelten Arztes fließen quasi intravenös in den Körper des Patienten und richten dort Unheil an.

Dahergesagte Sätze eines Arztes erkennt man meistens daran, dass sie mit »Na ja« beginnen. Ein einleitendes »Na ja« des Arztes ist das Signal dafür, sich als Patient sofort die Ohren zuzuhalten und anzufangen, laut zu singen oder »Rhabarberrhabarberrhabarber!« zu krähen, damit man nicht hört, wie der Arzt sagt:

>»Na ja, Gelenkerkrankungen werden ja meistens schlimmer als besser.«
>»Na ja, das muss jetzt *nicht unbedingt* etwas Fatales heißen.«
>»Na ja – manche Patienten haben übrigens bei dem Medikament, das ich Ihnen gerade verschrieben habe, auch noch mit Nebenwirkungen zu kämpfen, die nicht auf dem Beipackzettel stehen. Also so etwas wie Schlaflosigkeit und starke innere Unruhe und heftiges Zittern und Brechreiz und Weinkrämpfe. Na ja!«

Die Tendenz, dem Arzt umstandslos zu glauben, weil er Arzt ist, ist besonders verheerend, wenn man an einen Arzt mit ausgeprägtem Redebedürfnis gerät. Das Redebedürfnis des Arztes, wie auch seine *dahernajaten* Sätze, konzentriert sich immer auf Schlimmes. Es zeigt sich hinterrücks und gerne dann, wenn man fast nackt vor ihm steht oder liegt. Der Arzt sagt nicht: »Ich muss mir jetzt einfach mal was von der Seele reden, bitte hören Sie mir einfach nur zu, bitte beziehen Sie meine Ausführungen keinesfalls auf sich.«[11] Stattdessen murmelt er, während er den Bauch abtastet: »Ich bin immer froh, wenn ich hier nichts fühle.« Oder er sagt, während er einem Ultraschallglibber auf die

Stirn schmiert: »Ich hoffe mal, dass diese Vereiterung nicht chronisch ist.« Oder er seufzt, während er mit den Fingerkuppen die Erhabenheit von Leberflecken begutachtet: »Ich hoffe für Sie, dass Sie auch letztes Jahr beim Hautscreening waren.«

Man muss unbedingt die Stille nach solchen Sätzen aushalten können. Wenn man aber im Aushalten von Stille sehr schlecht ist, wenn man z. B. letzte Woche beim Elternabend die Stille nach der Frage: »Wer möchte sich denn als Elternvertretung zur Verfügung stellen?« auch nicht ausgehalten hat und deswegen jetzt Elternvertreter ist, dann geht man in die Falle und fragt: »Wieso?«, und schon springt die Tür zum Gruselkabinett in der Seele des Arztes auf. Während er den Bauch abtastet, redet er sich alle Schrecklichkeiten von der Seele, die man dort ertasten oder erahnen kann, zum Beispiel eine Autoimmunerkrankung, die die Organe, gerne auch den Magen, entzündlich angreift

11 Manche Ärzte wissen nicht, dass der Patient im Sprechzimmer *alles* auf sich bezieht. Auch das, was gar nicht für ihn bestimmt ist. Auch das, was der Arzt sagt, wenn er glaubt, der Patient höre gar nicht zu: zum Beispiel, weil er gerade eine Einschlafspritze verabreicht bekommen hat. Wenn der Arzt dann zu seiner Assistentin sagt: »Ulrike, holst du mir bitte einen Schlauch?«, versucht der bereits schwersedierte Patient, sich von der Behandlungspritsche hochzurappeln, weil er, wenn der Arzt das sagt, gewiss Ulrike ist und einen Schlauch holen soll.

und Gewebe verschwinden lässt, auch und vor allem im Gesicht, man müsse diese Immunerkrankung, die, wie gesagt, auch gerne mit Magenbeschwerden einhergeht, auf jeden Fall aufwendig ausschließen. Er redet sich, während er die Stirn ultraschallt, den chronischen Schleim von der Seele, der die knöcherne Stirnhöhle zermürben und dann ins Hirn wabern kann, man solle bitte, sagt er, gleich wiederkommen, sobald einem schwindelig werde, Schwindel könne ein erstes Anzeichen für ins Hirn wabernden Schleim sein. Das Gesicht des Arztes ist, während er erzählt, sehr nahe am eigenen, man riecht den Atem des Arztes, man riecht, dass er Hunger hat, dass er vor lauter Patienten heute nicht zum Mittagessen gekommen ist, man hält die Luft an, der Geruch der Magensäure des Arztes passt zu den Geschichten, die aus seiner Seele strömen. Er erzählt, während er Leberflecke begutachtet, er habe eben noch gelesen, dass ein Kollege einen bösartigen Leberfleck übersehen habe, und der zu dem Leberfleck gehörige Patient, »noch relativ jung, genau in Ihrem Alter«, sei daran verstorben, man solle bitte sofort wiederkommen, wenn sich ein Leberfleck verändere, denn Veränderung bedeute immer Unheil.

All das fließt aus der Seele des Arztes, und all das hat man jetzt auf der eigenen, nur weil man eine Stille wieder mal nicht ausgehalten hat. Der redselige Arzt ist schlimmer als das Internet, und er ahnt nicht, was er mit seinen Erzählungen anrichtet. Später, wenn man nach Hause kommt, mit auszuschließenden Immunerkrankungen, gewaltbereitem Schleim und changierenden Leberflecken auf der Seele, wird man es erneut mit einer Stille zu tun bekommen, die sich nicht aushalten lässt. Man wird ins Badezimmer gehen und seine Leberflecke zählen wie andere ihre Eroberungen. Man wird sich den Zustand der Leberflecken einprägen, damit man keine Veränderung versäumt, denn Veränderung (man hat es immer geahnt) bedeutet stets Unheil, und während man sich nach vorne beugt, um sich die Leberflecken am Unterschenkel einzuprägen, wird einem schwindelig werden, was höchstwahrscheinlich bedeutet, dass der Schleim bereits die Stirnhöhle gesprengt hat und unaufhaltsam ins Hirn wabert. Man wird im Spiegel überprüfen, ob das Gesicht noch vollständig da ist oder ob sich die auszuschließende Immunerkrankung bereits daran vergriffen hat. Man wird sich, in die Stille hinein, fragen, ob man irgendwann, wenn die unausgeschlossene Immunerkrankung ganze Arbeit geleistet und alles Gewebe weggeschmolzen hat, nicht mehr als eine Pfütze sein wird, eine Pfütze vor einer Arztpraxis, eine Pfütze, in der ein paar entwurzelte Leberflecke schwimmen und ein wenig explosiver Schleim.

DER ARZT UND DIE ABLENKUNG

Der Arzt weiß, dass die persönliche Ebene wichtig ist und den Kontakt entspannter gestaltet. Deshalb stellt er die Frage: »Was machen Sie denn beruflich?« Leider stellt er sie meistens in den ungünstigsten Momenten. Zum Beispiel wenn man gerade eine Lungenfunktionstestnasenklammer aufhat, die selbst die Berufsbezeichnung »Diplomat« lächerlich klingen lässt. Oder wenn der Arzt gerade die herausgestreckte Zunge des Patienten in der Hand hat. Der Hals-Nasen-Ohren-Arzt nimmt gerne mal die Zunge des Patienten in die Hand, um Platz für sein Kehlkopfbegutachtungsgerät zu schaffen.[12]

12 Der Hals-Nasen-Ohren-Arzt macht häufig den Eindruck, im Körper des Patienten etwas zu suchen, das eigentlich ihm gehört. Etwas Winziges, Kostbares, das er vor Jahren heimlich in einer Nebenhöhle oder einem Gehörgang eines Patienten versteckt hatte (fatalerweise, ohne sich zu merken, wie der Name dieses Patienten lautete oder wie sein Gesicht aussah) und das er nun wiederhaben möchte. Der Hals-Nasen-Ohren-Arzt trägt eine Lampe auf der Stirn, auch all seine Werkzeuge sind mit kleinen Leuchten ausgestattet, um die Suche nach der winzigen Kostbarkeit möglichst aussichtsreich zu gestalten, um viel Licht in das Dunkel all der Nasen, der Schlünde, der Gehörgänge zu bringen. Während

Während man überlegt, wie sich die Zunge für die behandschuhte Hand des Arztes wohl anfühlt, ob sie sich anfühlt wie eine widerstrebende Nacktschnecke, fragt einen der Arzt: »Was machen Sie denn beruflich?«

Mit der Zunge in der Faust des Arztes antwortet man vollkommen unverständlich. Vielleicht stellt der Arzt die Frage nach dem Beruf absichtlich dann, wenn er die Antwort nicht verstehen kann, weil er sich im Grunde vor der Antwort fürchtet. Vielleicht ist der Patient Auftragskiller oder auf ärztliche Kunstfehler spezialisierter Anwalt, vielleicht sagt er: »Schön, dass Sie fragen: Ich bin Junior Creative Assistant bei einer crowdgefundeten Foodblogging Start-up Consulting Agency.«

Die Frage nach dem Beruf stellt der Arzt auch, wenn er einen von dem ablenken will, was er gerade tut (meistens tut er etwas Unangenehmes, das sich durch das Überziehen

der Hals-Nasen-Ohren-Arzt mit seinen Werkzeugen hoffnungsvoll in die Patientennase schaut, dabei den Patientennasenflügel ein wenig anhebt, sodass man aussieht, als würde man knurren, kommt man seinem Gesicht so nahe wie kaum einem anderen Arztgesicht. Man sieht die Poren auf der Nase des Hals-Nasen-Ohren-Arztes, man sieht aus nächster Nähe sein Auge, die Iris, die rotgeäderte Lederhaut, vielleicht eine Bindehautentzündung, vielleicht wurde gerade geweint, man sieht aus nächster Nähe den Blick, aus dem langsam alle Hoffnung weicht.

von Einmalhandschuhen ankündigt), und gerade keine Arzthelferin in der Nähe ist, die die Ablenkung übernehmen könnte. Er fragt: »Was machen Sie denn beruflich?«, wenn er eine Platzwunde zunäht, einen Leberfleck herausschneidet oder in empfindliche Stellen spritzt. Der Arzt glaubt, dass die Frage nach dem Beruf einen die Untersuchung vergessen lässt. Er geht offenbar davon aus, dass man einen sehr anregenden Beruf hat und gerne an ihn denkt – als würde man, sobald einem das Stichwort »Beruf« hingehalten wird, denken: »Diese Untersuchung hier macht mir gar nichts aus, ich habe ja meinen großartigen Beruf, der vor der Praxistür auf mich wartet. Noch zwei, drei Minuten, dann bin ich endlich wieder draußen bei meinem herrlichen Beruf.«

Aus Gründen der Ablenkung sagt der Arzt auch: »Denken Sie jetzt mal an was Schönes.« Mit einer Nähnadel oder einem Skalpell im Leib fällt einem so schnell nichts Schönes ein. Hektisch durchforstet man sein Leben nach Schönem, man schüttelt gedanklich sein Leben aus wie eine verkramte, viel zu große Handtasche auf der Suche nach dem Haustürschlüssel, und wie bei der Schlüsselsuche fördert man, wenn man unter Druck sein Leben durchwühlt, statt des Schlüssels nur verklebte Sachen zutage, von denen man gar nicht wusste, dass man sie die ganze Zeit mit sich herumschleppt.

Die Tatsache, dass einem nichts Schönes einfällt, gibt einem zu denken, und zwar Unschönes zu denken; was einen wiederum noch schmerzempfindlicher macht. Manchmal gibt der Arzt hier auch Hilfestellungen, er stellt Fragen, die einen zur Schönheit hinleiten sollen; aber meistens ist der Patient so unablenkbar vom Geschehen, dass der Arzt nur danebentreffen kann:

»Nun naht ja die Ferienzeit. Wo geht's denn im Urlaub hin?«
»Eifel.«
»Was gibt's denn bei Ihnen gleich zu Mittag?«
»Käsebrot.«

Die Ablenkungsmanöver des Arztes führen zu nichts. Vielleicht könnte er es mit schockierenden Sätzen versuchen. Er könnte zum Beispiel völlig unvermittelt sagen: »Das fliegt hier alles gleich in die Luft«, oder: »Ich fühle mich zu Tieren hingezogen.« Schockierende Sätze könnten ganz enorm ablenken, sie könnten den Patienten quasi per Schleudersitz aus der Situation katapultieren, aber bei Schock zuckt man zurück, und Zurückzucken ist bei Behandlungen nicht erlaubt.

Vielleicht wäre es am besten, wenn der Arzt nicht versuchen würde, den Patienten mit dem Patientenleben abzulenken, sondern mit dem Arztleben. Der Arzt könnte hier auch gern etwas erfinden. Er könnte Geschichten mit gutem Ausgang erzählen, davon, wie gerade eben noch ein angeblich Chronischer beschwerdefrei aus dem Sprechzimmer herausgehüpft ist. Wie der Laborfahrer, der immer das Blut der Patienten abholt, übrigens heute Nachmittag die

Arzthelferin heiraten wird, es war Liebe auf den ersten Blick, der Arzt selbst wird Trauzeuge sein. Der Arzt könnte auch die Geschichte von jemandem erfinden, der statt einem prognostizierten Jahr dann doch noch fünfundfünfzig Jahre zu leben hatte. Nichts bugsiert einen so verlässlich aus unangenehmen Arztsituationen heraus wie eine gut erfundene Arztgeschichte.

DER ARZT UND DIE UNTERWÄSCHE

Wenn der Arzt sagt: »Machen Sie sich frei«, dann hofft man für Sekunden auf einen übertragenen Sinn. Man hofft, der Arzt fordere einen auf, sich seiner Sorgen zu entledigen und innere Fesseln zu sprengen. Leider hat der Arzt nichts Übertragenes im Sinn: Man soll nichts sprengen, man soll keine Sorgen ausziehen, sondern nur die Kleider.

Mit eventueller Entblößung muss man übrigens bei *jedem* Arzt rechnen. Selbst beim Zahnarzt sollte man sich nicht in Sicherheit wiegen und bloß nicht glauben, dass man dort getrost den letzten verbliebenen Schlüpfer aus dem günstigen Dreierpack von vor fünf Jahren anziehen könnte. Denn ausgerechnet, wenn man mit dem formlosen Sonderangebot unter der Hose im zahnärztlichen Behandlungsstuhl sitzt, ist man an einen ganzheitlichen Zahnarzt geraten, an einen Zahnarzt also, der den ganzen Menschen (samt Unterhose) ansieht, der einem erklärt, dass Karies übrigens auch für Probleme im unteren Rücken verantwortlich sein kann, und dann vollkommen unerwartet sagt: »Machen Sie sich doch mal frei«, um die unteren Rückenwirbel zu begutachten (samt Unterhose), und wegen der unangebrachten Unterhose findet man Ganzheitlichkeit mit einem Mal doch sehr überschätzt und sehnt sich nach einem Arzt, der einen nicht als ganzen Menschen (samt Unterhose) sieht, sondern nur als Symptom.

Die Ausziehsituation vor dem Arzt ist mit keiner anderen Ausziehsituation zu vergleichen. Beim Ausziehen im Liebesgeschichtenkontext zum Beispiel darf man damit rechnen, dass der andere sich früher oder später auch auszieht, wenigstens teilweise, und in der Umkleidekabine im Schwimmbad oder beim Kleiderkauf schaut außer gehässigen Spiegeln keiner zu.

Wenn man sich beim Arzt auszieht, fühlt man sich wie am Heiligen Abend an einer Supermarktkasse kurz vor Geschäftsschluss, wenn man eine Schlange aus Wartenden hinter sich scharren hat und sein Portemonnaie nicht findet. In die gleiche Hektik verfällt man beim Ausziehen vor dem Arzt, schließlich ist hinter einem das Wartezimmer voll anderer Leute, die sich auch noch ausziehen sollen. Wegen dieser Hektik kommt es oftmals zu Verzögerungen im Ausziehablauf, auch wenn man die Garderobe noch so sinnreich ausgewählt hat: Man hat extra keine Bluse an, bei der man langfristig knöpfeln müsste, extra keinen Pullover mit zeitraubender Wickeltechnik, man hat schon mal überhaupt nichts mit Häkchen oder Schleifen an, stattdessen eine ruckzuck zu entfernende, weiträumige Oberbekleidung (hätte man nicht noch andere Termine, wäre es am sinnigsten, zum Arztbesuch einen Mantel mit nichts drunter anzuziehen und ihn auf Verlangen wie ein Exhibitionist aufzuklappen).

Wenn der Arzt sein »Machen Sie sich mal frei« gesprochen hat, verheddert sich trotz aller Umsicht gerne einmal ein Ohrring im Pullover und man sitzt mit einem unfreiwilligen Pulloverturban auf dem Kopf da. Der Turban hängt über das halbe Gesicht, man versucht, den Ohrring aus dem Pullover zu friemeln, »Entschuldigung, ich hab's gleich«, verspricht man dem Arzt, obwohl man weiß, dass man es überhaupt nicht gleich hat. Während man nestelt und friemelt, wünscht man sich, der Arzt würde nicht knapp lächeln und diskret auf seinen Bildschirm schauen, man wünscht sich, plötzlich und ausgerechnet in der Ausziehsituation, einen indiskreten Arzt, der erst lächelt, dann lacht und irgendwann anfängt zu prusten, der vielleicht sogar mithilft, die äußere Fessel des festgehakten Pullovers zu sprengen. Man könnte dann mitlachen und mitprusten, die Hektik würde sich lösen und der Ohrring gleich mit.

Irgendwann hat man den Ohrring trotz der stillen Diskretion des Arztes aus dem Pullover gekriegt und sich selbst auch. Man sitzt nun in der sorgsam ausgewählten, unausgeleierten und unschrillen Unterwäsche da und, weil der Polyesterpulloverturban zu lang auf dem Kopf hin und her gerutscht ist, mit nach allen Seiten abstehenden Haaren. Man fühlt sich hilfloser nackt als vor schadenfrohen Spiegeln, man ist frei gemacht sehr unfrei. Der zugeknöpfte Arzt nähert sich dem bloßgelegten Körper, er rückt einem mit kaltem Gerät zu Leibe, weisungsgemäß atmet man tief ein und aus und hält dann die Luft an.

Der Arzt lauscht schweigend den Unterwassergeräuschen des Körpers, den verborgenen Lauten, die der Körper ständig macht und die einem völlig fremd sind. Man würde sie nicht erkennen, wenn der Arzt einen auch mal hören ließe.

Man könnte die Geräusche nicht unterscheiden von denen einer Geschirrspülmaschine oder dem Galopp eines Ferkels.

Nach mehreren Jahrzehnten Gemeinsamkeit glaubt man ja, seinen Körper halbwegs zu kennen. Man kennt ihn aus dem Spiegel und aufgrund all dessen, was man schon mit ihm erlebt hat. Man hat in ihm herumgehockt und herumgestanden, man hat ihn mit qualitativ sehr unterschiedlicher Luft beatmet, mit der Luft am Meer und an Autobahntankstellen. Man hat Zigarettenrauch und Ätherisches in ihn hineininhaliert, ihn in unmalerische Landschaften gestellt, immer wieder in die wenig aussichtsreiche Szenerie des Arbeitszimmers oder Supermarktes. Man hat den Körper schon ungefähr achttausendmal von oben bis unten gewaschen. Man hat ihn eingecremt und aufgekratzt, Löcher in ihn gepiekst, Sachen ausgezupft und abgeschabt, abgefeilt und weggerubbelt, man hat ihn stellenweise angemalt, man hat ihn an andere Körper gelegt, man hat ihn warten und tanzen lassen und ihm die verschiedensten Frisuren obendrauf gesetzt. Man hat den Körper sehr oft übergangen und seine guten Ratschläge weggedrückt wie die Anrufe einer schwatzhaften Erbtante. Wegen des schlechten Gewissens hat man ihm kurzfristig ausdrücklich Gutes getan, so, wie man dann doch mal die Erbtante zurückruft, man hat den Körper zur Massage gebracht und immerhin zur Schnupperstunde bei *Mrs Sporty*. Man hat ihn ins Meer getunkt, man ist in ihm gerannt, als Kind einfach so und jetzt eigentlich nur noch zum Bus, man hat sich an ihm gefreut, sich über ihn gewundert und ihn, vor allem in der Pubertät, furchtbar gefunden, man hat ihn gedehnt, gekrümmt, weiträumig verkrampft und entspannt, man ist mit ihm geflogen, man hat etwas dumm aus ihm und der Wäsche geschaut, man hat ihn abgefüllt und entschlackt, man ist in ihm in Gefahr gewesen, vielleicht hing man einmal in ihm über einem Kliff, vielleicht hätte der Körper es einmal beinahe mit dem Körper eines Raubtieres zu tun bekommen.

Der Arzt hat mit dem Körper, den er untersucht, noch nie etwas erlebt. Trotzdem kennt er sich in ihm aus, er kann den Körper von innen lesen und weiß genau Bescheid über die Verlautbarungen des Körpers, von denen man noch nie gehört hat.

Irgendwann, wenn man sich oft ausgezogen, wenn sich oft ein hochgeschlossener Arzt dem frei gemachten Körper genähert hat, um darüber zu befinden, ob dieser fragliche Körper irgendetwas falsch macht, findet man, dass der Arzt sich ja eigentlich auch mal ausziehen könnte. Ganz ohne Liebesgeschichtenkontext, einfach aus Solidarität. »Warten Sie«, würde der Arzt sagen, »ich mache mich auch mal eben frei«, dann würde er kurz entschlossen seinen Kittel ablegen[13], sich in orthopädisch unrichtiger Vor-

13 Genau genommen trägt der niedergelassene Arzt in den seltensten Fällen noch Kittel. Trotzdem ist man sich, wenn man die Praxis verlässt, ganz sicher, dass der Arzt selbstver-

beuge die Schuhe ausziehen, die Hosen herunterlassen, sich kurz und scheinbar unabsichtlich in den um die Knöchel schlingernden Hosenbeinen verheddern, dann den ebenfalls elektrisierenden Pullover ablegen und das Hemd, das wider Erwarten gar nicht so lupenrein gebügelt wäre. Der Arzt stünde dann in Socken, Unterhose und Stethoskop da, der Kopf des Stethoskops ruhte knapp oberhalb des Arztbauchnabels, der Arztbauchnabel hätte etwas Tröstliches, allein durch sein Vorhandensein und weil man aus seinem Umfeld schließen könnte, dass auch der Arzt schon mal beim Arzt war, weil da eine blasse Blinddarmnarbe wäre. Der Arzt stünde nur kurz beinahe nackt da, um ein Zeichen zu setzen, dann würde er sich wieder anziehen, und während er einen untersuchte, mit ebenfalls elektrisierten Haaren, könnte man ihn freundlich darauf hinweisen, dass sein Kittel falsch geknöpft ist.

Der Arzt kennt sich mit Unterwäsche aus wie kein Anderer, er könnte sich ohne Weiteres ein zweites berufliches Standbein als Unterwäschetrendscout aufbauen. Der Arzt weiß, was die Stadt drunter trägt, vom Teenager bis zum Greis. Er kennt die schmetterlingshaften BHs von Teenagern, Hauche von Nichtsen, die nichts zu tun haben, au-

ständlich einen Kittel getragen hat. Der Kittel ist offenbar eine starke visuelle Illusion. Meistens trägt der Arzt ein sportliches Polohemd in altrosa und mintgrün; im Auge des Patienten aber wird aus diesem Hemd ein zweifelloser Kittel, auf den er jederzeit schwören würde.

ßer zu schillern. Er kennt die desillusionierteren, hart arbeitenden BHs mit leistungsstarken Trägern. Er kennt die geschirrtuchkarierte Boxershorts, die über den Bauchnabel gezogene Feinrippunterhose, er kennt vermutlich auch String. Niemand sieht und betastet pro Tag so viele fast nackte defekte Menschen wie der Arzt, und niemand weiß, was der Arzt denkt, während er das tut. Vermutlich fällt dem Arzt Fast-Nacktheit überhaupt nicht mehr auf. Einen Arzt würde es vermutlich gar nicht erstaunen, wenn er sich am Heiligen Abend an einer Supermarktkasse kurz vor Ladenschluss umdrehen würde und alle anderen in der Warteschlange wären beinahe so nackt wie das Geflügel in ihren Einkaufswagen, wenn alle Wartenden da nicht in Hut und Mantel, sondern in Hauchen von Nichtsen stünden und im Feinripp, der Arzt würde nicht mit der Wimper zucken, sondern in seiner immer gut sortierten und perfekt ausgeleuchteten Tasche sein Stethoskop finden und sich wortlos und automatisch daran machen, die beinah nackte Schlange abzuhören.

DER ARZT UND DAS PSYCHISCHE

1.) Der Arzt ohne Psyche

Wenn man den Arzt wegen Bauchschmerzen aufsucht und er dafür keine körperliche Ursache findet, fragt er, ob man in letzter Zeit viel Stress hatte. Der Arzt fragt das nicht gern. Er stellt die Frage immer in Deckung, hinter seinem weiträumigen Schreibtisch, weit weg vom Patienten, vermutlich, weil er fürchtet, dass bei dieser Frage alle Dämme im Patienten brechen. Er fürchtet, der Patient würde sich mit den Worten »Stress ist gar kein Ausdruck!« an seine Brust werfen und wort- und tränenreich schildern, wofür alles Stress gar kein Ausdruck ist: für einen zermürbenden Nachbarschaftsstreit zum Beispiel, für zahnende Zwillinge oder einen miserablen Chef, vielleicht ist auch gerade das ganze Geld weg oder die große Liebe oder alles, nur die Bauchschmerzen sind noch da. Weil der Arzt fürchtet, dass er bei einem solchen Wortschwall weder dem Patienten noch sich zu helfen wüsste, stellt er seine Frage lieber in Sicherheit.

Der Arzt fragt: »Hatten Sie in letzter Zeit viel Stress?«, weil er glaubt, der Patient habe sich etwas Psychisches zugezogen. Wenn der Arzt Psychisches wittert, wird er immer etwas ungeduldig, weil er glaubt, der Patient habe sich das Psychische aus purer Nachlässigkeit eingefangen, als sei das Psychische ein unvorteilhafter Kopfschmuck, ein hässlicher Hut, den der Patient einfach wieder abnehmen müsse. Der Arzt ohne Psyche unterschätzt, wie nachhaltig die Psyche in einem Körper herumfuhrwerken kann: mit links schafft es die Psyche, im Körper alles Mögliche zu entzünden, sie kann das Herz aus dem Rhythmus bringen und dann bis zum Wahnsinnigwerden vor sich hertreiben, sie kann den Magen verätzen, die Gelenke abschleifen, die Gallenblase versteinern, sie kann den Blutdruck treppauf und treppab jagen, die Nebenhöhlen zustopfen, die Pupillen verschleiern, die Haare entfärben, die Haut aufreiben, die Muskeln verknoten und die Zähne zerknirschen. Für eine entschlossene Psyche ist das alles ein Kinderspiel, und nie und nimmer lässt sie sich einfach abnehmen.

Wenn der Arzt merkt, dass sich die Psyche nicht abschütteln lässt, empfiehlt er Tabletten dagegen. Also solche, die die Psyche mit einem gezielten Schlag außer Gefecht setzen. Solche Tabletten sind wunderbar. Hat man sie geschluckt, sind Bauchschmerzen von gestern, und obendrein kann man plötzlich viel von dem, wovon einen die Psyche bislang immer abgehalten hat, Meinungen geigen oder Flugreisen unternehmen zum Beispiel. Während die Psyche bislang den Blick nach vorn immer weiträumig verstellte, sieht die Zukunft jetzt, wo die untersetzte Psyche aus dem Weg geräumt ist, rosig aus, man könnte jetzt sogar professioneller Meinungsgeiger werden oder Pilot. Alles ist möglich und vor allem ziemlich egal, und für Patienten mit entzündlicher Psyche ist es sehr genussvoll, wenn mal was egal ist. Das Dumme ist: Während jeder Andere nach einer

Bewusstlosigkeit nur langsam und mit Brummschädel zu sich kommt und wackelig auf den Beinen ist, erwacht die niedergestreckte Psyche aus ihrer Bewusstlosigkeit wie aus einem Schönheitsschlaf: ausgeruht und voll ungebremsten Tatendrangs. Bauchschmerzen, Entzündungen, Nachbarn und Flugangst kann sie jetzt noch viel besser als vorher.

2.) Der Arzt mit Psyche

Das gegenteilige Extrem ist der Arzt, der glaubt, dass alles immer ausschließlich psychisch ist. Ein Bandscheibenvorfall zum Beispiel ist dann ein von der Psyche ganz allein hergestelltes Übel, das auch nur sie wieder einrenken kann. Im Behandlungszimmer eines solchen Arztes gibt es neben der üblichen Pritsche, den medizinischen Lehrtafeln und dem Plastikskelettteil auch Bilder von vierarmigen Gottheiten und Zimmerpflanzen (meistens kringelnder Bambus). Der Arzt, der alles für psychisch hält, duzt einen meistens umstandslos, wie bei IKEA wird einfach losgeduzt, und sofort fürchtet man, dass man gleich etwas kaufen soll, das schnell wieder zusammenfällt, aus Spanplatte ist oder sehr kompliziert aufzubauen. Und auch die Psyche des Patienten duzt dieser Arzt umstandslos, woraufhin sich die bislang ungeduzte Psyche erschrocken in den letzten Winkel des Körpers verkriecht.

Wenn man jemand ist, der sich um seine Psyche und seinen Körper bisher ungefähr so sorgsam gekümmert hat wie halbstarke Jungs um Zimmerpflanzen, ist man bei einem solchen Arzt immer verlegen. Der Arzt verehrt den

Körper und die Psyche. Für den Arzt ist der Körper ein Tempel – für einen selbst ist der Körper lediglich das Ding, das manchmal zwackt. Wenn man durchblicken lässt, dass es mit Körperbewusstsein und Psychohygiene nicht so weit her ist, schaut der Arzt einen an wie ein Zahnarzt, der gerade feststellt, dass man sich seit drei Monaten nicht die Zähne geputzt hat.

Man versucht dann, sich innerlich über den Arzt zu erheben, man sieht sich schon seinen Freunden launig erzählen, dass man an einen quacksalbernden Esoteriker geraten ist, aber insgeheim hat man ein schlechtes Gewissen, und insgeheim ist man auch ein bisschen neidisch. In einem Tempel nämlich lebt es sich gewiss viel schöner als in einem Ding, das manchmal zwackt.

Der Arzt mit Psyche rät immer zum *Hinspüren*. Er setzt voraus, dass jeder mir nichts, dir nichts zu allem in sich hinspüren kann. Patienten, die in einem Tempel leben, gelingt das wahrscheinlich einwandfrei; wenn man aber zu denen gehört, die eine eher schleppende Fernbeziehung zu ihrem Körper haben, ist das Hinspürenkönnen in den eigenen zwackenden Körper keine Selbstverständlichkeit. Man kann dann vielleicht hervorragend zu anderen hinspüren: zu maulenden Busfahrern, zu hasserfüllten Änderungsschneidern, zu pampigen Kassiererinnen oder umstürzenden Volltrunkenen, da spürt man geradezu magnetisch hin und viel haargenauer, als einem lieb ist, mit seinem ganzen Hinspürsinn hängt man im Maulen und Pampen und Umfallen der anderen drin und hat alle Mühe, da wieder wegzuspüren. Im Hinspüren zu sich selbst aber hat man ein mehrfach beglaubigtes Armutszeugnis.

Der Arzt rät einem, vermutlich, um es konkreter und einfacher zu machen, in einen *inneren Dialog mit der herausgesprungenen Bandscheibe* zu treten, und zwar gleich hier, auf der Untersuchungspritsche. Ein Vorschlag, der den Patienten ohne Tempel so hilflos dastehen lässt, dass er ebenfalls herausspringen möchte.

Als ein solcher Patient hat man noch nie das Wort an seine Bandscheibe gerichtet. Auch jetzt, auf der Untersuchungsliege des Arztes, will das Gespräch nicht in Gang kommen, obwohl man sicher viele gemeinsame Themen hätte, die sprunghafte Bandscheibe und man selbst. Man versucht weisungsgemäß, zu seiner Bandscheibe hinzuspüren, weil man aber nicht ortskundig ist, verläuft man sich und landet irgendwo obenrum, irgendwo im Hirn, das seine Stimme verstellt und vorgibt, die Bandscheibe zu sein. »Hättest eben mehr Sport machen sollen, du Knilch«, sagt es. »Und sitz nicht immer so krumm«, und »wenn du dich nicht redlich bemühst, wenn du nicht sofort die Rückenschule besuchst«, sagt das als Bandscheibe verkleidete Hirn, »dann wird es übel enden, dann springen meine 22 Schwestern mir allesamt hinterher«, und: »Das hast du nun davon, dass du dich nie zur rechten Zeit um was kümmerst, es ist immer dasselbe mit dir, nie kümmerst du dich rechtzeitig, immer müssen alle erst Mahnungen schicken, die Gebühreneinzugszentrale und die Psyche und wir Bandscheiben, und«, donnert das verstellte Hirn, das sich jetzt nicht mehr als Bandscheibe aufführt, sondern wie eine mindestens achtarmige Gottheit, »ja, viele haben Bandscheibe, Bandscheibe ist eine Volkskrankheit, aber alle anderen haben ihren Bandscheibenvorfall aus hehren Gründen bekommen, zum Beispiel, weil sie, ohne mit der Wimper zu zucken, einen Haltungsschaden riskiert haben, als sie ein Kind aus einem Schacht gezogen haben, oder weil sie, im Wettlauf mit der Zeit, zu viele Sandsäcke auf einmal gewuchtet haben, um eine Flutkatastrophe einzudämmen, und nur du allein hast einen Bandscheibenvorfall vom bloßen Rumsitzen bekommen, vom Rumsitzen und Mahnungen Ignorieren, auch, falls ich das noch nicht erwähnt habe, die Mahnungen der Gebühreneinzugszentrale«, und am Ende hatte man keinen Dialog mit seiner Bandscheibe, sondern wurde von falscher Stelle pampend und maulend zumonologisiert.

»Und?«, fragt der Arzt nach einer Weile.

»Schön«, sagt man unsicher und ist gleichzeitig erleichtert und verärgert darüber, dass der Arzt das glaubt. Er lächelt milde. Man fragt, ob man vielleicht jetzt, wo man sich gründlich ausgesprochen habe mit seiner Bandscheibe, doch noch eine Spritze bekommen dürfe. Dann guckt der Arzt wieder wie ein angeekelter Zahnarzt. »Versuchen Sie es zuerst mal weiter mit den inneren Dialogen«, sagt er, »die wirken Wunder.«

Man steigt von der Untersuchungspritsche, man verlässt die Praxis, gebeugt wegen des Bandscheibenvorfalls und weil man ein Lügner ist, ein Lügner mit einer Klarsichtmappe voller Mahnungen und Armutszeugnisse.

DER ARZT UND DAS TIER

In einer Arztpraxis wimmelt es bekanntlich von Viren und unguten Bakterien. Dafür kann die Arztpraxis nichts: Sie stammen allesamt von den Patienten, die hier herumatmen und herumniesen und Klinken, Illustrierte und Stuhlarmlehnen mit ihren viralen und bakteriellen Händen befingern. Andauernd muss die Arztpraxis gewischt und besprüht werden, um die Patientenkeime zu vertreiben. Da ist es erstaunlich, wenn der Arzt selbst einen potenziellen Krankheitsherd mitten in seine Praxis stellt. Es gibt ihn selten, aber tatsächlich: den Arzt, der sein Tier mit in die Praxis bringt.

Die Gegenwart einer Kreatur in der Arztpraxis könnte tröstlich sein (es sei denn, es handelt sich um Reptilien oder Dämonen). Ein munterer Goldhamster zum Beispiel könnte auf das Angenehmste an Mutter Naturs Schokoladenseite erinnern – während der eigene Körper, weil er schließlich zum Arzt gebracht werden musste, heute eher auf Mutter Naturs Schludrigkeiten verweist. Ein Tier könnte auch über das ewig Antiseptische hinwegtrösten, an ein Draußen erinnern, es könnte erfrischend sein, so, als stünde mitten im Wartezimmer eine tief verwurzelte Nordmanntanne. Das Tier beim Arzt könnte gut für die Seele sein, denn erwiesenermaßen blüht die Seele auf, wenn der dazugehörige Körper einen Therapiehund streichelt oder mit einem Delfin herumtollt.

Das Tier in der Praxis ist meistens ein Hund – und der ist nur insoweit ein Therapiehund, als er selbst dringend therapiebedürftig erscheint. Er liegt lethargisch unter dem Schreibtisch des Arztes; es wird schnell deutlich, dass Mutter Natur auch hier keinen Blumentopf gewinnt. Der Hund liegt da mit vergilbtem, glanzlosem Langhaar und vergilbtem, glanzlosem Blick, der vom Vorübergehn der Patienten so müd geworden ist, der Hund hat so gar nichts tannenhaft Erfrischendes, auch nichts Großäugiges, Tröstliches oder Flauschiges, sondern vielmehr die Ausstrahlung eines Wischmobs, mit dem gerade ein seit Langem nicht mehr durchgewischter Schulsportjungsumkleideraum gewischt worden ist und in dem jetzt fallen gelassene Viren, Schamhaare und Kaugummibröckchen kleben. Man möchte dieses Tier keinesfalls streicheln. Man möchte schon gar nicht mit ihm herumtollen, auch nicht seelisch, abgesehen davon, dass der Hund zum Herumtollen überhaupt nicht in der Lage wäre, er wirkt wie ein starker Raucher.

Man fragt sich, wie sich hier wohl Patienten fühlen, die den Arzt wegen einer Tierhaarallergie konsultieren. Kurz hofft man (für sich, vor allem aber für den Arzt), der Arzt wende eine Allergietherapie an, deren Geheimnis darin liegt, den Allergiker seinem Allergen kontrolliert und dennoch kompromisslos auszuliefern. Vielleicht hat er nicht nur den Hund für den Tierhaarallergiker unterm Schreibtisch, sondern im Nebenzimmer auch noch einen Eimer mit den verschiedensten Pollen, in den der Pollenallergiker sein Gesicht stecken soll, einen Berg Nüsse, die der Schalenfruchtallergiker händeweise in sich hineinschaufeln, einen kleinen Milchsee, in dem der Laktoseintolerante baden, vielleicht auch eine Generation Milben, die der Hausstauballergiker sich hinter die Ohren setzen soll. Es ist rührend, wie man dem Arzt, sobald er etwas sehr Zweifelhaftes in der Praxis hat, eilfertig medizinische Notwendigkeit unterstellt.

Hier unterstellt man das leider zu Unrecht. Der Arzt hat keine bahnbrechende Medizin im Sinn, sondern nur den unfassbaren Hund. Er krault den vergilbten Hundekopf, während er der Symptomschilderung des Patienten lauscht, die von rhythmischem Hecheln untermalt wird. Der Patient hat alle Mühe, seine Beine so auszurichten, dass der Hund keine Gelegenheit hat, sie zu behaaren oder, in einem möglichen Anfall von Vitalität, zu belecken. Nach der Schilderung lässt der Arzt kurz vom Hundskopf ab, zieht mit der Streichelhand seine Schublade auf und reicht einem, ebenfalls mit der Streichelhand, eine unverpackte Tablette, die man, rät er, langsam und am besten jetzt sofort im Munde zergehen lassen solle.

Man möchte diese Tablette aus der Streichelhand des Arztes nicht in den Mund nehmen, man hält sie in der eigenen Hand, der Arzt und mittlerweile auch der Hund schauen einen erwartungsvoll an. Man überlegt sich Ausreden, man sagt: »Ich möchte die Tablette lieber zu Hause einnehmen, ganz in Ruhe.«

Arzt und Hund sehen einen an, als habe man eine Allergie gegen Verstand, und weil man vom Ausredensuchen

schwitzige Hände bekommen hat, fängt die Tablette langsam an, sich in der Hand aufzulösen.

DIE DURCHLEUCHTUNG

Wenn der Arzt findet, dass etwas im Körper des Patienten genau untersucht werden muss, wird man zu einem Arzt mit den entsprechenden Gerätschaften überwiesen. Tatsächlich wird man in den meisten Fällen nicht zu einem Arzt, sondern direkt zu einem Gerät weitergeleitet. Den Arzt, für den das Gerät arbeitet, sieht man nur, wenn das Gerät noch nicht ganz alleine arbeiten kann. Man trifft den Arzt dann allerdings erst, wenn man schon hinter oder in dem unselbstständig arbeitenden Gerät ist: wenn man bereits irgendwo aufgebockt oder drunter- oder hineingelegt wurde, wenn Gliedmaßen fixiert, der Kopf mit einem Antibewegungsgestell befestigt wurde (derart präpariert fühlt man sich, als sei man nicht in einer Arztpraxis, sondern in einem Krimi von Stieg Larsson) oder wenn man bereits eine Schlauchschluckvorrichtung zwischen den Zähnen hat, die es unmöglich macht, dem hereinrauschenden Arzt die flotte Frage »Na, alles fit?« auch nur im Mindesten zu beantworten.

Durchleuchtet wird man in sehr großen Praxen. Es gibt meistens kein Wartezimmer, sondern einen Warteflur und viele Kabinen. Bevor man durchleuchtet wird, muss man in eine solche Kabine. Sie ist ein Schrank mit zwei gegenüberliegenden Türen. Die eine Tür führt zum Geräteraum und ist von der Kabine aus nicht zu öffnen, damit man nicht zu früh in den Geräteraum geht, in dem womöglich gerade ein anderer Patient durchleuchtet wird. Wenn man vorzeitig hineingeht, sieht man einen stellenweise nackten Patienten und wird verstrahlt, beides wäre nicht gut. Die Tür, durch die man vom Warteflur in die Kabine kommt, verschließt man mit einem herunterklappbaren Brett, das zur Verrammelung und als Ablage für Kleider und einen selbst gedacht ist. Man zieht die Kleider aus, die die zu durchleuchtende Körperpartie bedecken, entweder alles obenrum oder alles untenrum oder alles, man setzt sich auf die Türverrammelung und es ist ungefähr so gemütlich wie in einem stecken gebliebenen Aufzug.

Der Spiegel, der an einer der sehr nahen Kabinenwände hängt, ist einer der rabiatesten, die es gibt. Man ist darin sehr anders nackt als in allen anderen Spiegeln. Was man in den Spiegeln im wirklichen Leben sieht – in Badezimmern, in Schwimmbadumkleideräumen oder bei H&M –, ist beileibe nicht immer von Vorteil. Der Arztkabinenspiegel aber zeigt viel Schlimmeres als nur Nachteiliges. Er zeigt eine zusammengestauchte, verfrorene, ganz und gar anfällige Nacktheit und behauptet, sehr wohl ein Spiegel des wirklichen Lebens zu sein. Er sei, prahlt er, sogar der einzig verlässliche Spiegel dieses wirklichen Lebens.

Irgendwann fliegt die Tür zum Geräteraum auf und die Assistentin des Arztes bzw. des Gerätes steht da, die einen zur Untersuchung holt. Sie fragt, ob man alle metallischen Dinge am Körper entfernt hat, auch mögliche Piercings, und man traut sich nicht zu sagen, dass man für Piercings viel zu schmerzempfindlich ist. Die Assistentin sagt etwas über die Untersuchung, die einen erwartet, sie sagt das mit so viel Verve wie ein Zugschaffner die Anschlussverbindungen vom nächsten Bahnhof. Um dennoch einprägsam zu sein, greift die Assistentin zu bestürzenden Metaphern.[14]

Bevor man einem Röntgengerät begegnet, wird man mit schweren Schürzen und Westen aus Blei behängt, als gelte es, gleich einem Ritter im Harnisch entgegenzutreten. Dann beginnt man, sich in das Gerät einzupassen.

Natürlich findet man es sehr gut, dass es solche Geräte gibt. Leider beruht das nicht auf Gegenseitigkeit. Die Geräte finden es nicht gut, dass es Patienten gibt, Patienten und ihre sperrigen, ungeraden, unstillen Körper, die sich nicht so ohne Weiteres einpassen. Die Assistentin gibt Anweisungen, wie man sich an das Gerät heranmachen soll – »Arm hoch, Schulter runter, nein, die linke, den Oberkörper dranpressen, doller bitte, mit dem Kinn auf der Ablage bleiben, den rechten Fuß näher ran, den *rechten* Fuß, jetzt mit dem linken Arm an den Haltegriff und die rechte, die *rechte* Hand ans linke Ohr« – vor lauter Anweisungen stellt sich eine jähe Rechts-Links-Schwäche ein. Die Assis-

14 Beim Röntgen muss man »so viel atmen wie ein Toter«.
Bei der Mammografie wird, »da müssen Sie ein bisschen tapfer sein, Ihre Brust auf Briefmarkenbreite zusammengequetscht«.

tentin justiert einen dann doch besser selbst und immer wieder aufs Neue, sie dreht, presst und schiebt, bis man endlich genug verdreht, endlich eingepasst ist und das Gerät es gemütlich hat. »Jetzt nicht mehr atmen«, ruft die Assistentin dann und rennt davon, als rechne sie mit einer Explosion.

»Nicht mehr atmen!«, wiederholt sie aus dem Nebenzimmer durch eine Lautsprecheranlage, aus sicherer Entfernung, dabei kann man sich schon gar nicht mehr erinnern, wann man eigentlich zum letzten Mal geatmet hat, man hat schon bei der Einpassung in das Gerät den Atem angehalten.

Wenn man ganz erstarrt und die davongerannte Assistentin verstummt ist, wenn man weisungsgemäß genauso viel atmet wie ein Toter, wird das Röntgengerät lebendig. Es beginnt zu surren, es beginnt einen noch ein bisschen mehr einzuquetschen oder um einen herumzufahren. Man atmet nicht. Das Gerät atmet. Dann steht es still, die Assistentin, im Lichtjahre entfernten Nebenzimmer, sagt durch ihren Lautsprecher, dass man jetzt wieder atmen dürfe. Erstaunlicherweise geht das noch.

Das größte Gerät, über das der Arzt verfügt, ist der Magnetresonanztomograf, eine Art weißer Wal, der in einer radiologischen Praxis ruht. Je nachdem, welche Körperpartie der Arzt durchschauen möchte, wird man vollständig oder nur halb hineingeschoben. Wenn ein Knie durchleuchtet werden soll, muss man zur Hälfte hinein, die andere Hälfte, samt Kopf, schaut heraus, im Idealfall auf ein Lichtspiel an der Decke, das der Radiologe dort freundlicherweise hat anbringen lassen: eine couchtischplattengroße Lampe, in der immer wieder sanft eine sanfte Farbe in eine andere hinübergleitet. Mit diesem Lichtspiel kann der Patient sich ablenken vom Wummern des Tomografen und von der Sorge um die Stelle, die der gerade durchleuchtet. Man betrachtet die wechselnden Farben und kann angesichts derer sehr gut an Seepferdchen denken.[15] Seepferdchen nämlich wechseln auch die Farbe. Angeblich immer dann, wenn sie einem anderen Seepferdchen begegnen. Man kann darüber nachdenken, wann man selbst zuletzt bei einer Begegnung die Farbe gewechselt hat.[16]

Wenn man das Glück hat, nur halb in den Magnetresonanztomografen geschoben worden zu sein und an einen Radiologen mit Lichtspiel geraten ist, wenn man obendrein auch noch das Glück hat, an Seepferdchen denken zu können, lässt es sich in einem Magnetresonanztomografen gut aushalten.

Schwieriger ist es, wenn man vollständig hineinmuss. Der Magnetresonanztomograf ist alles andere als weiträumig, und dass er hinter den Füßen und hinter dem Kopf of-

15 Gedanken, die um Seepferdchen kreisen, können nichts Böses im Schilde führen.
16 Natürlich war es die Begegnung mit einem Arzt. Man wechselte von Weiß zu Rosa, Gott sei Dank nicht umgekehrt.

fen ist, merkt man nicht. Man liegt bewegungslos in einer Kiste, mit der Nasenspitze sehr nahe am Deckel; man ist also, es lässt sich nicht beschönigen, in Sarglage. Während der Tomograf einen durchleuchtet, macht er irrsinnige, sehr ungleichmäßige Geräusche, es klingt ungefähr so, als versuche jemand verzweifelt, mit Hammer, Presslufthammer und Fäusten, den Tomografen von außen zu öffnen – was dem Gefühl, man sei in einer sehr misslichen Lage, Vorschub leistet. Die Geräusche des Tomografen klingen, als wäre er kaputt. Man muss unbedingt wissen, dass sich das so gehört: Wenn der Tomograf völlig kaputt klingt, ist er völlig in Ordnung.

Es gibt Menschen, die es dreißig Minuten ohne Hilfsmittel im Magnetresonanztomografen ausgehalten haben. Es gibt sogar welche, die sich über dreißig Minuten im Magnetresonanztomografen freuten, weil sie dort endlich einmal *Zeit für sich* hatten. Manche erzählen, sich wie ein Astronaut gefühlt zu haben, der, ganz hoch über allem, in einer Kapsel durch die Unendlichkeit schwebt. Einige Patienten wurden sogar im Magnetresonanztomografen nicht nur durch-, sondern auch erleuchtet und am Ende der Untersuchung glücklich verwandelt wieder hinausgeschoben.

Nicht zu knapp wird allerdings auch von Menschen berichtet, die bereits nach wenigen Minuten, lange vor Ablauf der Untersuchung, schweißgebadet aus dem Tomografen herausgerobbt kamen. Menschen unterschiedlichster Machart – Psychologen, Türsteher, Friseure, Moderatoren, Fahrlehrer und selbst Ärzte – kamen wieder herausgerobbt, weil sie erst im Magnetresonanztomografen herausfanden, dass sie eine Platzangst haben und deswegen keine Hilfsmittel gegen Platzangst zur Hand hatten. Die Sargassoziation wurde zu aufdringlich. Eine gefühlte vorzeitige Sarglage verzerrt die Wahrnehmung. Eine Orthopädin robbte laut weinend aus dem Tomografen heraus, weil es plötzlich verbrannt roch; das kam aber nur daher, dass im Garten des Radiologen gerade gegrillt wurde.

Als Patient mit hinlänglich bewiesener Platzangst, dem der Gedanke an Kapseln in der Unendlichkeit keine Freude macht und der auch wenig Chancen auf Erleuchtung hat, weil Angst ja nie erhellt, weil bei Angst ja immer Verdunkelungsgefahr besteht, hat man drei Möglichkeiten: Man nimmt sogenannte gute Gedanken mit oder eine Spritze oder einen Freund.

a) Option gute Gedanken
Ein guter Gedanke wäre zum Beispiel, endlich einmal, wie es immer geraten wird, durch die Platzangst hindurchzugehen, statt sie immer weiträumig zu umfahren. Die Gelegenheit wäre günstig. Man kommt, so legen es einem die guten Gedanken nahe, aus so einem Tomografen viel schneller heraus als aus einem stecken gebliebenen Aufzug. Man kommt auch um einiges schneller wieder heraus als aus einem Grab, in das man lebendig gelegt wurde – dank des Notfallknopfes nämlich, den man nur zu drücken braucht, ist man schneller wieder draußen, als man »Urangst der Menschheit« sagen kann.

Leider sieht der Notfallknopf nicht vertrauenswürdig aus, sondern wie eine Mischung aus Clownsnase und Klistierball. Leider traut man der Platzangst mehr als den guten Gedanken. Leider zweifelt man kein bisschen daran, dass die Platzangst mit in den Tomografen kommen wird; bei den guten Gedanken ist man da nicht so sicher. Leider glaubt man, für die guten Gedanken einen Psychotherapeuten zu brauchen, der die guten Gedanken in mehreren Arbeitsschritten in einem befestigt; und für den ist jetzt, wo man halbnackt vor dem Tomografen steht, keine Zeit mehr.

b) Option Spritze
Radiologen haben neben ihren riesigen Gerätschaften auch eine Spritze zur Hand, die sie offenherzig »die Scheißegalspritze« nennen.[17]

Wenn man sich für die entscheidet, bekommt man tatsächlich nicht viel von der Sarglage im Tomografen mit.

17 Radiologen sind überhaupt anders als angenommen. Es heißt oft, Radiologen hätten eine Soziophobie und blasse Haut, dass sie Menschen eigentlich nur ertragen, wenn sie in Geräte eingelegt sind, und dass sie, farblich und von der Konsistenz her, irgendwie mehlwurmartig wirken, weil sie niemals das Tageslicht sehen, sondern immer nur verschwommene, gräuliche Aufnahmen anstarren. Dabei sind viele Radiologen im Gegenteil auch dem uneingelegten Patienten gegenüber zugewandt und außerdem zart ge-

Das unregelmäßige Getöse, das der Tomograf von sich gibt, ist einem dann scheißegal, und was bei der Untersuchung womöglich herauskommen wird, ebenso. Das unseriöse Auftreten des Notfallknopfes ist scheißegal – und auch, dass einem gute Gedanken und Erleuchtungen offenbar scheißegal sind, ist dann scheißegal. Man dämmert angenehm vor sich hin. Dummerweise dünstet man den Inhalt der Scheißegalspritze nicht so schnell wieder aus und hat also nach dem Magnetresonanztomografen noch einen vollständigen Tag unter dem Einfluss der Scheißegalspritze vor sich. Vor Verabreichung der Spritze sollte man sicherstellen, dass man den ganzen Tag in dem scheißegalen Tomografen verbringen kann oder in einem anschließenden Bett. Sonst läuft man unter dem Einfluss der Scheißegalspritze dämmerig gegen Laternenpfähle oder Glastüren oder sogar vor Busse und ist, wenn endlich die Wirkung der Spritze nachlässt, wenn endlich nicht mehr alles scheißegal ist, verbeult oder überfahren.

c) Option Freund
Als ein Hilfsmittel ohne Neben- und Nachwirkungen bietet sich die Mitnahme eines Freundes an. Das Radiologiepersonal lässt die Mitnahme von Freunden zu, weil ihm jedes

bräunt. Vielleicht haben die Magnetresonanztomografen eine Solariumsfunktion, vielleicht legen sich nach Dienstschluss alle Radiologen in ihre Tomografen und kommen zart gebräunt wieder heraus.

Mittel recht ist, um den Patienten im Magnetresonanztomografen drin zu halten. Nichts hält den Betrieb so sehr auf wie herausrobbende Patienten, und nichts fürchtet das Radiologiepersonal so sehr wie einen aufgehaltenen Betrieb.

Der Freund, so schmal er auch sein mag, kann nicht mit in den Tomografen hineingeschoben werden, aber er kann während der Untersuchung seine Hand in den Tomografen schieben und auf die Schulter des Patienten legen. Das wirkt Wunder gegen die Sargassoziation, die Hand eines Freundes ist da glaubhafter als ein zwielichtiger Notfallknopf. Vorteilhaft ist auch, dass der Freund während der Untersuchung den Radiologen im Blick hat. Der Radiologe nämlich sitzt hinter einem großen Fenster und sieht bereits während der Untersuchung die Bilder des durchleuchteten Patienten an, die der Tomograf ihm simultan zuspielt. In den seltenen Momenten, in denen der Tomograf nicht hämmert, kann der Freund einem zurufen, wie der Radiologe beim Betrachten der Bilder aussieht, das lässt Rückschlüsse auf das Untersuchungsergebnis zu. Wenn der Radiologe gelangweilt die Unterlippe vorschiebt, ist alles in Ordnung. Bedenklich ist es nur, wenn er die Farbe wechselt.

Die Hand eines Freundes auf der Schulter hilft auch gegen die Entfremdung, die mit dem Patienten im Tomografen liegt. Selten kommt einem der eigene Körper so unberechenbar vor wie in diesem klopfenden Gerät, das den Körper durchleuchtet, das den Körper viel besser durchschaut als man selbst. Die Bilder, die der Tomograf vom Körper macht, sehen aus wie die eines trüben Geländes, das jemand durch ein Nachtsichtgerät betrachtet. Wenn es nach den Bildern des Tomografen geht, ist der Körper eine unvertraute, abwegige, graue Landschaft – und wer außer dem Tomografen weiß schon, was in dieser Landschaft vor sich geht. Womöglich, denkt man im entfremdenden Tomografen, folgt der Körper einem teuflischen Plan, von dem man selbst nichts weiß. Womöglich sieht der Radiologe durch sein Nachtsichtgerät etwas Ungeheuerliches, vielleicht entdeckt er ein frappierendes Nachtschattentier im Körper, vielleicht eine Art Nacktmull, der bislang unbehelligt im gräulichen Landschaftsgeröll des unerschlossenen Körpers gehaust hat, ein blindes, gefräßiges, abstoßendes Nagetier, das keinen Schmerz kennt und unbeeindruckt sein Unwesen treiben kann, unbeeindruckt vom Visier des von Rosa zu Weiß wechselnden Radiologen.

»Hat man je von psychopathischen Nacktmullen in entfremdeten Körpern gehört?«, kann man, wenn der Tomograf kurz still hält, dem Freund zurufen. Der Freund, weil er ein Freund ist, wird das verneinen.

Wenn die Untersuchung beendet ist und man langsam aus dem Tomografen herausgeschoben wird, erwartet man, dass das Radiologiepersonal einen begrüßt wie eine Nation einen glücklich heimgekehrten Astronauten. Man erwartet, dass es applaudiert, mit Sekt herumspritzt, um ein gemeinsames Foto bittet oder ein kurzes Interview. Das Radiologiepersonal aber tut nichts dergleichen; es hilft einem zackig von der Pritsche, zerknüllt dann mit einer Hand das menschenkörperlange Papier, das unter einem lag, und legt mit der anderen ein neues auf.

WAS MAN VERSPRICHT, AB SOFORT IMMER BZW. NIE MEHR ZU TUN, WENN MAN NOCH MAL HEIL DAVONGEKOMMEN IST

Ich werde ab sofort alles, und nicht weniger als alles, besser machen. Ich werde immer orthopädisch korrekt am Schreibtisch sitzen. Ich werde dreimal wöchentlich ins Fitnessstudio gehen, ich werde dort sicherheitshalber noch vor der Schnupperstunde einen Jahresmitgliedschaftsvertrag unterschreiben.

Ich werde nichts mehr mit Buttercreme essen und stattdessen sehr oft etwas mit Roter Bete, auch wenn Rote Bete schmeckt wie nasse Erde, das ist egal, das muss schon drin sein, denn Rote Bete ist gut für das Blut. Ich werde badewannenweise Wasser trinken und auch Kefir, auch wenn Kefir schmeckt wie vergammelte Milch mit Spüli, auch das muss drin sein, denn durch Kefir wird man hundert. Ich werde in und über alles Brokkolisprossen streuen, denn die bewahren den Körper vor allem Übel. Ich werde mir mein Abendessen immer selbst zubereiten, kein Abendessen wird mehr nur aufgetaut oder nachlässig geschmiert.

Ich werde Yoga machen, ich werde beim Yoga sogar das abschließende »Om« mittönen. Ich werde lernen, mich zu entspannen, ich werde mir Entspannungs-CDs mit geführter Meditation kaufen und nicht beim ersten Satz des Meditationsanleiters losprusten. Ich werde mich immer wieder, wie ich es in einer Illustrierten im Arztwartezimmer gelesen habe, *entspannt zu den Klängen der Lieblings-CD in die Badewanne legen.* Zu diesem Zweck werde ich eine CD lieben lernen und Vollbäder auch.

Ich werde keinen Alkohol mehr trinken, höchstens mal ein Gläschen Sekt bei Einschulungen. Ich werde vernünftige Schuhe tragen, orthopädische Schuhe, diese unfassbar teuren, unfassbar hässlichen Schuhe, die statt einer Sohle eine Bereifung haben, die aussehen wie Klumpen, auf denen man aber geht wie auf Wolken. Das Gehen auf Wolken ist ab sofort gerade gut genug für meinen Körper, den ich ab sofort ehren werde, denn der Körper ist eine wirklich bahnbrechende Erfindung, eine Erfindung, die Nobelpreise aus allen Sparten verdient, auch und vor allem den Friedensnobelpreis. Ich werde diesen Körper nie wieder anders haben wollen. Ich werde ihn regelmäßig aufs Land fahren und in den Wald stellen und ihn dort atmen lassen, ich werde ihn ans Mittelmeer setzen und ihn auch dort atmen lassen, weil das Mittelmeer gut für die Nebenhöhlen ist.

Ich werde nicht mehr rauchen. Das muss schon drin sein, das wird schon gehen, es gibt da ja angeblich verlässliche, weithin erprobte Hilfestellungen, wie beispielsweise immer, wenn man rauchen will, stattdessen an einer Karotte saugen. Oder jemanden umarmen. Oder beten. Oder gegen etwas Lebloses treten. Zur Sicherheit kann man bestimmt auch alles zusammen machen, also wenn man rauchen will, gleichzeitig an einer Karotte saugen und jemanden umarmen und betend an eine Litfasssäule treten, das wird schon gehen.

Ich werde so gut wie gar nicht mehr schummeln, nicht bei Gesellschaftsspielen und nicht bei der Liebe. Ich werde immer oder zumindest bei jeder günstigen Gelegenheit die Wahrheit sagen, denn Authentizität ist die beste Magengeschwürprophylaxe.

Ich werde nichts mehr in mich hineinfressen, weder Erdnussflips noch Sorgen, weil alle Sorgen winzig sind gegen die Sorge, die gerade aufgehoben wurde.

Ich werde keinen Brief und keinen Tag mehr ungeöffnet liegen lassen. Ich werde zu keinem Brief, zu keinem Tag sagen: »Du bist auch nur einer von vielen«, denn dem ist nicht so.

Ich werde die Steuerberaterin zurückrufen. Ich werde, verdammt noch mal, in die Kirche gehen. Ich werde endlich meine Familie aufstellen, nach Hellinger, und auch das ewig unausgepackte Regal, nicht nach Hellinger, und es wird nichts ausmachen, wenn es weder für die Familie noch für das Regal eine verständliche Gebrauchsanleitung gibt und nicht alle Teile so ineinanderpassen, wie sie sollten. Ich werde sowieso nicht mehr von irgendetwas glauben, dass es sollte. Der hinter der Käsetheke sollte nicht schneller machen und das Kind treppab nicht langsamer, der Hausmeister sollte nicht freundlicher sein und die Rote Bete nicht schmackhafter, der Sommer nicht länger und die Wartezeit auf dem Bezirksamt nicht kürzer.

Ich werde keine zweitklassigen Serien mehr anschauen.

Ich werde regelmäßig etwas spenden, nicht nur Altkleider, sondern Geld und Blut, das gute Blut mit Roter Bete. Ich werde ab sofort immer ganz in meinem Leben drin sein, nicht nur zur Schnupperstunde, sondern immer im Hier und Jetzt und nicht mehr im Wenn und Aber. Ich werde nichts mehr verkommen lassen in meinem selbst zubereiteten, mit Sprossen beregneten Leben. Ich werde nie wieder sagen: »Mir ist langweilig.«

DER ARZT UND SEIN PRIVATLEBEN

Wenn man mit Vorschulkindern im Zoo ist, kann man beobachten, dass sich die Kinder stark für die Familienverhältnisse der Tiere interessieren. Egal, ob sie vor Panzernashörnern oder Ohrenquallen stehen: Immer müssen als Erstes die Familienverhältnisse geklärt werden. Interessante Fakten über das betrachtete Tier – »Quallen gibt es schon seit 500 Millionen Jahren!«, »Panzernashörner essen gern Feigen!« – werden überhört, solange nicht, nach gründlichem Abwägen sämtlicher Möglichkeiten, beschlossen wurde, wer Mama Nashorn und wer Papa Ohrenqualle ist.

Wenn man selbst ein derart beziehungsfixiertes Kind war, wird es einem in bestimmten Arztbesuchsituationen nicht anders ergehen. Eine solche Situation könnte sein: Man konsultiert den Arzt wegen nichts Schlimmem, zum Beispiel wegen eines verknacksten Knöchels oder einer winzigen Zahnfleischentzündung oben rechts. Nach dem Warten im Wartezimmer wartet man im Sprechzimmer noch ein bisschen weiter.[18] Man sitzt dann mit seiner zweifellos

18 Die Arzthelferin holt einen oft zu früh aus dem Wartezimmer ins Behandlungszimmer. Vielleicht, weil sie in Kürze eine Busladung Patienten erwartet und die Bestuhlung im Wartezimmer dann nicht mehr ausreicht. Oder um einem das Gefühl zu geben, dass es jetzt nicht mehr lange dauern

unschlimmen Sache allein im Sprechzimmer des Arztes, und weil man sich nicht gedanklich mit dem Unschlimmen befassen muss und einem auch sonst nichts Bedenkenswertes einfällt, weil man außerdem bereits die ganze Wartezimmerwartezeit lang durch die Lektüre beziehungsfixierter Illustrierter *(Gala, Frau im Spiegel, Medi & Zini)* in Stimmung gebracht wurde, fragt man sich nun ausführlich, wie wohl Mama Orthopäde aussieht oder ob es wohl ein Baby Zahnarzt gibt.

Manche Ärzte haben gerahmte Fotos von Nahestehenden auf ihren Sprechzimmerschreibtischen stehen, die Aufschluss geben könnten. Es gibt Arztschreibtische, die mit mehr als acht Rahmen bestückt sind. Die vielen Fotos wirken wie ein Abwehrzauber gegen den Patienten, und als Patient fühlt man sich sehr merkwürdig, wenn der Arzt derart viele Schutzzauber gegen einen aufstellen muss, man

kann, bis man endlich an der Reihe ist, um zu suggerieren, dass die Dinge, also vor allem der Arzt, in Bewegung sind. Die Situation – alleine im Sprechzimmer – ist insbesondere dann heikel, wenn der Arzt eine riesige Praxis mit mehreren Sprechzimmern hat. Man ist hier dem Überblickfeld der Arzthelferin entzogen und wird womöglich vergessen. Wenn man länger als eine halbe Stunde allein im Sprechzimmer wartet, empfiehlt es sich daher, sehr laut und anhaltend zu husten oder scheinbar versehentlich eine Skelettnachbildung oder etwas anderes, das Getöse macht, umfallen zu lassen.

fühlt sich, als wäre man kein Patient, sondern ein Vampir mit Nahkampfangriffsabsicht.

Wahrscheinlich stehen die Fotos dort, um dem Arzt Trost zu spenden, wenn der Arbeitstag wieder einmal Längen hat, die Symptombeschreibung eines Patienten wieder mal sehr ausufernd gerät – das gerahmte Foto der Nahestehenden erinnert den Arzt dann daran, dass es sich trotzdem zu leben lohnt.

Es kann aber auch sein, dass die Fotos auf dem Tisch stehen, damit der Arzt seine Familie nicht vergisst. Vielleicht ist er derartig eingespannt in seinen Arztberuf, dass er ohne die Fotos gar nicht mehr wüsste, dass er eine Familie hat und wie sie aussieht (vor allem, wenn sie gut gelaunt ist). Vielleicht weisen ihn nur die Fotos auf eine Familie hin, die Fotos und die auf lautlos gestellte Erinnerungsfunktion seines Handys: die immer wieder aufploppenden, immer wieder hastig auf Wiedervorlage gedrückten Erinnerungstexte, *Erinnerung Morgen Hochzeitstag*, *Erinnerung Morgen Einschulung*, *Erinnerung Morgen Elternabend*, die tonlosen Erinnerungen werden so oft unerledigt weggedrückt, bis aus dem Morgen längst ein unerledigtes Vorgestern geworden ist und aus dem Vorgestern schließlich ein vollkommen erledigtes Heute, in dem die Fotos aus den Rahmen genommen werden, weil die Arztfamilie in diesem erledigten Heute woanders hingegangen ist, und im Rahmen ist dann gar nichts mehr oder nur das Foto des verbliebenen Haustieres.

Die Familienfotos des Arztes stehen in den seltensten

Fällen so, dass der Patient sie sehen kann, der Patient sieht meistens nur das Hinterteil der Aufnahme. Diese paradoxe Botschaft – »Ich stelle etwas direkt vor Ihre Nase, das Sie nicht sehen sollen« – befeuert das Interesse des sich im Sprechzimmer langweilenden Patienten an den Familienverhältnissen des Arztes noch zusätzlich. Man könnte jetzt blitzschnell nach einem der Fotos greifen, es umdrehen und die Familienverhältnisse klären. Man traut sich das aber nicht, weil ganz bestimmt in dem Moment, in dem man das Foto in den Händen hält, der Arzt hereinrauscht, und dann steht man im wahrsten Sinne übergriffig da und ertappt, und der Arzt sieht einen an, als plane man den Diebstahl des Fotos oder einen vampiristischen Nahkampfangriff auf die Arztfamilie.[19]

Einblick in die Arztfamilienverhältnisse bekommt man nie, wenn man ihn möchte. Der Arzt sagt nicht: »Sie haben ja nichts Schlimmes, da kann ich Ihnen ja genauso gut meine Familienverhältnisse auseinandersetzen, es ist nicht

[19] Es wird einiges geklaut in Arztpraxen. Allerdings keine Familienfotos, sondern meistens Desinfizierflüssigkeit oder Klopapier. Neulich wurde einem Allgemeinmediziner von einem Patienten die Wanduhr aus dem Wartezimmer gestohlen. Es ist aber auch unklug, eine große Uhr im Wartezimmer anzubringen, weil sie dem Wartenden unausgesetzt die verwartete Zeit vortickt. Das Entwenden der Uhr war vielleicht der rührende Versuch des Patienten, die entwendete Zeit wieder einzusammeln.

ganz unkompliziert, sehen Sie sich bitte zur Einstimmung erst mal dieses Familienfoto hier an«, er sagt nicht: »Wie finden Sie eigentlich dieses Bildnis meiner Mutter? Ist sie nicht wunderschön?«, oder: »Wo wir gerade so entspannt beieinandersitzen, kann ich Ihnen auch in aller Ausführlichkeit Ihre unausgesprochene Frage beantworten, ob ich was mit meiner Arzthelferin habe.« Aufschluss über die Familienverhältnisse des Arztes und / oder Familienanschluss bekommt man immer nur, wenn es gerade vollkommen unangebracht ist.

Es kann zum Beispiel passieren, dass, während man mit einem hufeisenartigen Abformlöffel voller gipsähnlichen Zeugs im Mund auf dem Behandlungsstuhl des Zahnarztes sitzt, mit einem Mal das Kind des Zahnarztes im Behandlungszimmer steht. Das Kind nähert sich neugierig dem Patienten, und Papa Zahnarzt hält es nicht auf. Das Kind blickt einem mit einer Mischung aus Neugier und Ekel in den Schlund.

»Was ist das?«, fragt das Kind. »Ein Gipsabdruck«, sagt der Zahnarzt, »so was machst du dann später auch, wenn du groß bist.«

»Darf ich mal?«, fragt das Kind, das im Gegensatz zu einem selbst völlig unerschrocken und leider auch nicht eingegipst ist, und langt einem wie selbstverständlich mit der Hand in den Mund. »Lass das«, sagt der Zahnarzt dann väterlich, »das ist doch eklig«, und es ist nicht ganz klar, ob er damit die Finger des Kindes meint, die vielleicht noch vor Minuten ein wenig Hundekot aus dem Kinderschuhprofil gepopelt haben, oder die sperrangelweit offene Mundhöhle des Patienten.

Der Zahnarzt erklärt dem Kind, was und wofür ein Gipsabdruck ist. Er erklärt es väterlich, deshalb vergeht Zeit und man spürt, wie sich die gipsartige Masse, die die Zähne umklammert, zusehends versteinert. Man macht Handzeichen, man deutet auf das verkleisterte Hufeisen im Mund, man stößt mahnende Laute aus. Das Kind betrachtet einen jetzt fasziniert, als sei man der Böse in einem Märchen, der soeben, *Happy End,* seine gerechte Strafe erhält. Zum Glück wird nun auch der Arzt auf einen aufmerksam, er beginnt, an der festgepappten Abdruckform herumzufuhrwerken und versucht, den nun betonartigen Gipsabdruck wieder von den Zähnen zu lösen. Um sich zu trösten, denkt man daran, dass in manchen Teilen der Welt Leute sich alle Zähne auf einmal ziehen lassen, damit sie nie wieder Zahnprobleme haben, und man versucht, zu denken, dass das doch eigentlich eine sehr gute Idee ist.

Der Zahnarzt zerrt. Winzige Schweißperlen bilden sich auf seiner Stirn, eine der Perlen tropft auf die durch das Hufeisen vorgestülpte Unterlippe des Patienten.

»Sieh mal, Mäuschen«, sagt der Zahnarzt zu seinem Kind, wenn der Abdruck sich nicht lösen lässt, »das ist jetzt zum Beispiel mal schiefgegangen.« Er sagt das heiter, weil es schön ist, dass es jetzt mal schiefgegangen ist, so kann das Kind gleich fürs Leben lernen, dass nicht immer alles planmäßig läuft.

Auch dass der Arzt Familienfotos zeigt, passiert höchstens, wenn man sich nicht im Geringsten dafür interessiert. Zum Beispiel, wenn man gerade entbunden hat, der diensthabende Arzt einem das Neugeborene auf den Bauch legt und auf das Neugeborene ein Foto seines eigenen Kindes, mit den Worten: »Das ist übrigens der Ferdinand, *mein* kleiner Stammhalter.«

Ferdinand, der kleine Arztstammhalter, bleibt dann sehr präsent. Immer, wenn man später versucht, sich an die ersten Momente mit dem eigenen Kind zu erinnern, sieht man das dazwischengeschobene Foto des Arztstammhalters vor sich. Und auch lange danach, in anderen ergreifenden Momenten, wenn das eigene Kind laufen lernt oder Fahrrad fahren oder zum ersten Mal in einem Kindergartentheaterstück spielt, schaut man sich argwöhnisch um, ob nicht aus dem Nichts plötzlich ein Arzt auftaucht, im Wohnzimmer, auf dem Spielplatz, auf der Kindertheaterbühne, um stolz seinen Stammhalter in den ergreifenden Moment zu schieben.

DIE DANKBARKEIT

Es gibt zahlreiche Situationen, in denen man dem Arzt sehr dankbar ist. Wenn er einen nach einem Unfall fehlerfrei wieder zusammennäht, einen gekonnt durch eine schwere Geburt navigiert, wenn er eine Gallenblase oder einen Blinddarm kurz vor der Explosion gerade noch rechtzeitig herausnimmt. Man ist ihm dankbar, wenn er einem, nachdem man nächtelang gebangt hat, ein negatives Testergebnis überbringt.[20] Man ist ihm dankbar, wenn er nachhaltig etwas lindert. Wenn man ihm zweifellos vertraut, weil man weiß, dass er weiß, was er wie tut; auch wenn man selbst keine Ahnung hat, warum er was wie tut. Man ist ihm dankbar, wenn man bereits im Wartezimmer sicher sein kann, dass Hilfe naht und nicht Verwirrung. Wenn er besorgniserregende dahergesagte Sätze anderer Ärzte aus dem

---

20 Man ist so glücklich über das negative Testergebnis, dass man ignoriert, dass der Arzt nichts dafür kann; man benimmt sich, als habe nicht der eigene Körper das erfreuliche Ergebnis verursacht, sondern der Arzt selbst. Weil man nicht weiß, wohin mit der Erleichterung, verwandelt man sie in Dankbarkeit, denn mit Dankbarkeit weiß man meistens, wohin. »Wir haben jetzt Ihr Testergebnis. Es ist negativ«, sagt der Arzt, und es kann passieren, dass man dann antwortet: »Sie sind ein wunderbarer Mensch.«

Weg räumt.[21] Wenn er endlich die richtige Medizin verschreibt oder keine oder sagt, dass man sich aus der Medizin jederzeit und auch kurzfristig herausschleichen könne.[22] Man ist ihm dankbar, wenn man um einen Rückruf gebeten hat und er tatsächlich zurückruft, und zwar nicht erst in fünf Wochen. Man ist dankbar, wenn er, nachdem man telefonisch das Anliegen erörtert hat, fragt, ob man noch weitere Fragen habe, ganz unironisch und so, als sei er gespannt auf weitere Fragen, als säße er gerade gemütlich und in Plauderlaune mit dem Pschyrembel auf den Knien auf einem Sofa und nicht neben einem vollen Wartezimmer. Man ist dankbar, wenn er, nachdem man sich für das

21 Das Wegräumen dahergesagter Sätze anderer Ärzte durch den Arzt des Vertrauens geschieht auf unterschiedliche Weise. Manchmal setzt er einem genau auseinander, warum sie nicht stimmen können. Das ist wirksam. Noch wirksamer ist es, wenn er sagt: »Das ist Quatsch.« Am wirkungsvollsten ist es, wenn der Arzt des Vertrauens, nachdem man ihm furchtsam geschildert hat, was andere Ärzte Schreckliches in Aussicht stellen, nur einen Laut von sich gibt, nämlich: »Häh?«

22 Wenn der Arzt will, dass man Tabletten nach und nach absetzt, spricht er von »ausschleichen«. Das klingt immer so, als müsste man das heimlich machen, als dürften die Tabletten nicht merken, was man da Teuflisches plant; man schleicht sich aus den Tabletten heraus wie ein Dieb oder ein bindungsscheuer Liebhaber.

Telefongespräch bedankt hat, »Jederzeit« sagt, wenn er einem das Gefühl gibt, dass das wirklich stimmt, dass man ihn wirklich jederzeit anrufen und ihn sogar ungestraft bitten könne, einem seine Handynummer auf den Unterarm zu tätowieren. Man ist ihm dankbar, wenn er nicht nur das Symptom bearbeitet, sondern die sonderbaren Zusammenhänge des Körpers durchschaut und weiß, dass, wenn es an einer Stelle im Körper brennt, womöglich an einer ganz anderen Stelle im Körper gelöscht werden muss. Wenn er zum passenden Zeitpunkt einen wirklich guten Witz macht. Wenn er, nachdem man ihm von einem in letzter Zeit immer wieder merkwürdig blubbernden Herzen erzählt hat, sagt: »Es muss nicht sein, aber es würde Sie beruhigen, wenn ich ein EKG mache, oder? Damit Sie Schwarz auf Weiß wissen, dass Ihnen kein Herzinfarkt ins Haus steht?«, und einem dann, während man sich ungläubig fragt, wo der Arzt die Zusatzqualifikation »Gedankenlesen« erlernt hat, seine EKG-Bepper in die Herzgegend klebt.

Angefüllt mit Dankbarkeit, überlegt man auf dem Rückweg vom Arzt, was man, nachdem er viel für einen getan hat, für den Arzt tun könnte. Diese Überlegungen führen ins Leere, weil man davon ausgeht, dass der Arzt alles hat und alles Mögliche selbst kann bzw. für alles, was er nicht kann, bereits jemand Fachkundiges bereitsteht.

Der Arzt braucht nichts von einem, was speziell für Patienten mit Dankbarkeitsdruck schwer auszuhalten ist. Die Dankbarkeit kanalisiert sich dann gerne in bauschigen Komplimenten. Man drückt bei den Lobpreisungen auf die

Tube, auf die prallvolle Dankbarkeitstube, und heraus kommen unironische Superlative. »Sie sind der wunderbarste / klügste / beste / tollste / fantastischste Arzt des gesamten Universums«, sagt man feierlich und mit gefühltem Hall. Der Arzt, weil er nicht nur ein wunderbarster / klügster / bester / tollster / fantastischster ist, sondern auch nett, hilft einem von der wackeligen Pathoskanzel herunter, indem er »Jederzeit« sagt oder: »Jetzt fehlt eigentlich nur noch ein Stehgeiger.«

WAS DER ARZT VON SEINEN PATIENTEN GESCHENKT BEKOMMT

Alkohol
– meistens Whisky, Cognac oder Obstbrand, selten Wein, nie Bier

Würste
– sehr oft; meistens Dauerwürste

Blumensträuße oder Zimmerpflanzen
– meistens Christsterne, vereinzelt aber auch Yucca-palmen

Selbstgemachtes
– Kuchen, Plätzchen, Marmelade, eingelegte Früchte, selbstgestrickte Handschuhe oder Strümpfe (meistens zu groß), selbstgeschnitzte Adresskartoffelstempel

Kostspielige Stifte

Konzertkarten
– meistens für Künstler aus dem Volksmusikbereich

Bildbände
– manchmal fachrichtungsgemäß, zum Beispiel *Schö-*

ne Zähne oder *Ein Kind entsteht* oder *Der Garten der Kieferorthopädie*; sehr oft zum Thema Natur (schöne Wüsten, schöne Gewässer), manchmal Besinnliches *(1000 Augenblicke der Menschlichkeit)* oder Ortsspezifisches *(Köln – Facetten der Rheinischen Metropole, Hannovers schönste Seiten, Faszination Sauerland)* oder speziell auf das vermeintliche Interesse des Arztes oder das tatsächliche des Patienten Abgestimmtes *(Die schönsten Lokomotiven, Hunde unter Wasser)*

Fotowandkalender
– Themen s. Bildbände

Kaffeetassen
– meistens mit Sprüchen versehen; z.B. *Lassen Sie mich Arzt, ich bin durch*, o.Ä.

Papstbildchen oder andere Gegenstände religiöser Andacht
– werden sowohl dem religiösen als auch dem ungläubigen Arzt geschenkt. Dem Ungläubigen als Mahnung, dem Gläubigen zur Ermunterung[23]

– Geld

23 Der ungläubige Arzt glaubt entweder, dass die Wissenschaft alle göttlichen Geheimnisse enttarnt und erklärt hat. Oder

DER ARZT IM CAFÉ

Es ist absonderlich, wenn man in einem Café sitzt und dort plötzlich einen Arzt entdeckt, den man vor Kurzem noch konsultiert hat. Er sitzt zwei Tische weiter mit Freunden und unterhält sich lebhaft; augenscheinlich handelt es sich nicht um ein Anamnesegespräch. Er sieht aus, als unterhalte er sich über Fußball, Politik oder Urlaubsziele, jedenfalls über Sachen, die sich nicht – oder nur sehr metaphorisch – verarzten lassen. Wenn er einen entdeckt, zwei Tische weiter, grüßt er freundlich; man grüßt verlegen zurück, als würde man sich nicht in einem Café begegnen, sondern in einer Selbsthilfegruppe oder einem Puff.

Man fragt sich, ob der Arzt einen wirklich erkennt oder ob er nur weiß, dass er einen schon ein paarmal gesehen hat, ob man genauso gut die Änderungsschneiderin sein

er glaubt, dass alles, was er schon an körperlicher Unvollkommenheit und ausbleibenden Wundern gesehen hat, ein Beweis dafür ist, dass es keinen Gott gibt. Als könne sich jemand, der so oft patzt, nicht so langfristig in einer Führungsposition halten. Ein Arzt, der an Gott glaubt, sagt gern lächelnd: »Ich arbeite eng mit Gott zusammen.« Obwohl jeder Gläubige ja irgendwie mit Gott zusammenarbeitet, fragt man sich im Falle des Arztes besonders, wie es wohl um Gottes Teamfähigkeit bestellt ist.

könnte oder die Kassiererin bei Edeka und ob der Arzt, wenn er einen als Patienten erkennt, den Namen weiß oder nur ein mangelhaftes Detail (»Da sitzt ja die ewige Schilddrüse«, »Das ist doch das Knie von gestern«, »Da hinten, das ist doch die Bronchitis« oder, noch schlimmer: »Da sitzt ja die abartige Unterhose«).

Die Unterhaltung, die man gerade führt, man ist mit einem Freund hier, wird augenblicklich schleppend, weil man mit seiner Aufmerksamkeit ab jetzt ausschließlich bei dem Arzt ist und man ihm, wahrscheinlich aufgrund einer bislang undiagnostizierten Paranoia, unterstellt, dass auch er seine Aufmerksamkeit umlenkt. Dass er einen sehr wohl und ganz genau wiedererkannt hat und nun seine Zeit im Café damit verbringt, einen zu bewerten, zu beäugen, dass er denkt: »Oho, sie isst also diesen schweren russischen Zupfkuchen, da wundert mich der Cholesterinspiegel nicht«, oder: »Klar hat sie immer Kopfschmerzen, wenn sie sich mit solchen Leuten umgibt«, oder: »Natürlich hat sie Knieprobleme, wenn sie so unvernünftige Schuhe trägt. Ich werde ihr das alles noch einmal gründlich erklären müssen bei unserem nächsten Termin am, natürlich weiß ich das trotz meiner anderen 137 Patienten auswendig, Mittwoch um neun Uhr fünfundvierzig.«

Unterdessen ist dem Freund, mit dem man hier sitzt, langweilig geworden. Es ist nicht unterhaltsam, wenn das Gegenüber mit Feuereifer woanders ist. Der Freund fragt unvermittelt: »Gehen wir kurz vor die Tür, eine rauchen?«

»Nein!«, sagt man dann entrüstet, als hätte der Freund

vorgeschlagen, vor der Tür einen Passanten niederzutreten. Es ist vollkommen undenkbar, im Umkreis des behandelnden Arztes eine Zigarette zu rauchen. Dabei würde man das jetzt sehr gerne tun. Es ist anstrengend, sich gedanklich in einem tadelnden Arzt herumzudrücken. Während der irritierte Freund allein vor die Tür geht, überlegt man, ob der Arzt vielleicht auch gerne eine rauchen würde, sich aber nicht traut, weil man als Arzt auch ohne Kittel nicht vor Patienten rauchen sollte, weil der Arzt auch im Café der Arzt ist.[24] Kurz spielt man mit der verwegenen Idee, zu dem Arzt hinüberzugehen und ihm wortlos eine Zigarette anzubieten. Das wäre dann wohl eine der *shame attacking exercises*, von denen Verhaltenstherapeuten immer so schwärmen.

Vielleicht, überlegt man, während der Freund raucht, hat der Arzt sein Ultraschallgerät in der Praxis gar nicht nötig und nimmt es nur aus Bescheidenheit immer wieder zur Hand. Vielleicht kann er auch ohne Ultraschallgerät und über einige Entfernung hinweg in einen hineinsehen

---

24 Viele Ärzte rauchen. Rauchen hilft ja angeblich bei Stress und Hunger, und weil der Arzt vor Stress nicht zum Mittagessen kommt, muss statt einer Mahlzeit eine Zigarette herhalten (daher auch das von einem rauchenden Arzt erfundene Zigarettensynonym »Lungenbrötchen«). Natürlich ist ein rauchender Arzt ein Unding. Vielleicht raucht er gerade deshalb. Er möchte sich für eine Zigarettenlänge entspannt aus dem Arztsein herausrauchen.

und weiß genau, was im Leib zwei Tische weiter die vermurkste Schilddrüse und der vertilgte Zupfkuchen gerade so treiben. Unauffällig fasst man sich an die Stelle, wo man seine Schilddrüse vermutet, denn es kommt einem so vor, als habe sich ein Stückchen Zupfkuchen in der Schilddrüse verfangen.

Man fühlt sich ungebeten durchschaut. Man freut sich dann sehr, wenn der Freund wieder am Cafétisch Platz nimmt, weil er einen immer nur von außen besieht und weil sein Körper ein Rätsel ist.

SÄTZE, DIE DER ARZT VON SEINEN PATIENTEN NICHT HÖREN MÖCHTE

»Ich habe das mal im Internet nachgeschaut.«

(zum Hals-Nasen-Ohren-Arzt) »Wo ich schon mal hier bin: Ich habe da so einen komischen Fleck am Bein.«

»Das ist eine lange Geschichte.«

»Ach so. Ich dachte, *nüchtern* heißt *nicht betrunken*.«

»Ich würde gern eine zweite Meinung einholen.«

»Ich würde die zweite Meinung gern *nicht von Ihnen* einholen.«

»Und dann soll ich Sie noch was von einer Freundin fragen.«

»Nö, das brauche ich nicht.«

»Ich möchte für das Blutabnehmen bitte eine Narkose.«

»Der war irgendwie seltsam, der Patient, der vor mir dran war, oder? Hat er Sie belästigt?«

»Ich glaube, das ist bei mir psychisch bedingt.«

»Ist der / die / das auch wirklich steril?«

»Die Tabletten, die Sie mir verschrieben haben? Ach so, nein, davon hab ich nur alle drei Tage eine genommen. Ich sage ja immer: Weniger ist mehr.«

»Die Tabletten, die Sie mir verschrieben haben? Ach so, ja, davon hab ich täglich doch lieber gleich sieben genommen. Ich sage ja immer: Viel hilft viel.«

»Es *kann nicht sein*, dass man auf dem Röntgenbild keine Zahnwurzelentzündung sieht. Ich bin mir *ganz sicher*, dass es eine Zahnwurzelentzündung ist.«

»Sie, das geht jetzt nicht mit der Urinprobe, ich hab eben erst gepullert.«

»Igitt, da liegt ja ein Spekulum auf dem Boden!«

»Das kann ich selbst.«

»Um das gleich mal klarzustellen: Ich stehe der Schulmedizin ja sehr skeptisch gegenüber.«

»Ich möchte mehr Diagnostik.«

»Ich möchte weniger Diagnostik.«

»Sie zittern ja.«

»Die Frau des Bruders meines besten Freundes sagt, dass da auch simple Quarkwickel helfen.«

»Darf ich vorstellen? Das ist mein Großonkel. Der hat auch mal zwo Semester Medizin studiert.«

»Bei Ihrem Kollegen muss man ja nicht so lange warten.«

»Ich gehe einer vorwiegend sitzenden Tätigkeit nach.«

»Haben Sie sich die Hände gewaschen?«

»Ich habe die Packungsbeilage gelesen.«

»Ich habe den Apotheker gefragt.«

DIE TABLETTEN

Die Tabletten des Arztes sind hellblau, dunkelblau, rosa, rot, grün, weiß, gelb und farblos und er gibt sie gerne her, oftmals schwärmt der Arzt von seinen Tabletten wie ein Winzer von seinen Weinen.

Es ist viel leichter, Tabletten zu bekommen, als sie einzunehmen. Für das Verständnis der zahlreichen Beipackzettelkapitel braucht man keinen Arzt oder Apotheker, sondern einen Chresmologen oder führenden Buddhisten, der sich mit unlösbaren Rätseln auskennt. Man soll die Tablette unbedingt nüchtern einnehmen, keinesfalls aber auf leeren Magen. Man soll täglich fünf Tabletten einnehmen, keinesfalls aber mehr als vier. Man soll sie dreimal täglich einnehmen, keinesfalls aber öfter als alle 24 Stunden eine. Man darf sie nicht einnehmen, wenn man noch andere Organe hat als das, was geheilt werden soll. Man darf sie nicht einnehmen, wenn man vielleicht einen Defekt hat, von dem man nichts weiß. Die Tablette wirkt gegen Fieber und Schmerzen und kann Fieber und Schmerzen auslösen, sie wirkt gegen Depressionen und kann schwere Depressionen auslösen, sie wirkt gegen Bluthochdruck und kann einen Anstieg des Blutdrucks auslösen. Sie macht sehr müde und sehr munter. Sie macht gesund und nimmt in Einzelfällen einen tödlichen Ausgang.

WAS DER APOTHEKER SAGT, WENN MAN IHM DAS REZEPT VOM ARZT HINHÄLT

»Das muss ich bestellen.«

»Vorrätig habe ich das aber nur in einer kleineren Menge / in einer größeren Menge / von einer anderen Firma.«

»Das verschreibt der aber auch jedem.«

»Auweia. So schlimm?«

»Ich will Ihnen ja keine Angst machen, aber davon kriegt man Halluzinationen. Auch akustische. Hören Sie Stimmen? Außer meiner? Ach so, Sie haben das Zeug ja noch gar nicht eingenommen.«

»Ach, ist schon wieder alle, ja?«

Sehr laut und nur, wenn es in der Apotheke rappelvoll ist: »Ah, das. Das ist in der Tat sehr wirksam bei PILZINFEKTIONEN. Es hilft bei PILZINFEKTIO-NEN auch sehr gut gegen den JUCKREIZ. Übrigens: Hatten Sie vor Kurzem GESCHLECHTSVERKEHR? Dann sollte sich Ihr Partner, also der, mit dem Sie GE-

SCHLECHTSVERKEHR hatten, unbedingt untersu-
chen lassen. Womöglich hat er ebenfalls eine PILZIN-
FEKTION. Wegen des GESCHLECHTSVERKEHRS.
GESCHLECHTSVERKEHR ist ja einer der Übertra-
gungswege der PILZINFEKTION.«

»Ganz ehrlich: Wenn das mein Kind wäre, ich würde
dem das *niemals* geben.«

»Hm. Also, da könnte ich Ihnen etwas viel Effektive-
res anbieten. Ich habe es selbst angerührt. Es ist völlig
frei von Nebenwirkungen und seine 180 Euro allemal
wert.«

DER PATIENT, DER NIE ZUM ARZT GEHT

Es gibt Menschen, die aus Prinzip nicht zum Arzt gehen. Das Prinzip heißt in den allermeisten Fällen Onkel Hajo. Jeder kennt Onkel Hajo: Das ist der, der pro Tag zwei Schachteln Ernte 23 rauchte, nie zum Arzt ging und trotzdem siebenundneunzig Jahre alt wurde.[25] Onkel Hajo ist als Seemann, Landwirt oder in einem Maschinenraum tätig gewesen, er war (hier werden immer altmodische Bezeichnungen verwendet) ein Pfundskerl, Schwerenöter, Pantoffelheld und Hallodri und auf jeden Fall ungebunden und unrasiert.

Onkel Hajos harte Schale wurde nie von so etwas Lächerlichem wie einem Stethoskop berührt. Niemals hätte Onkel Hajo zugelassen, dass ihm irgendein Quacksalber Blut abzapft. Onkel Hajo hatte Besseres zu tun, als sich über so etwas wie Ernährung Gedanken zu machen, Onkel Hajo hat sich sowieso nicht viele Gedanken gemacht. Er hatte auch Besseres zu tun, als sich von einem schmalbrüstigen Arzt irgendeine Insuffizienz oder einen Mangel von irgendetwas anhängen zu lassen, und, also wirklich, so etwas wie Meridiane oder Fußreflexzonen, das *hatte* Onkel

25 Der Onkel heißt immer Hajo und die Zigaretten immer Ernte 23.

Hajo gar nicht. Trotzdem brachte er es auf stolze siebenundneunzig Jahre Hallodritum, und im achtundneunzigs-
ten Jahr ereilte ihn ein großmütiger Tod: Ohne viel Gewese
ist Onkel Hajo einfach um- bzw. herausgefallen aus seinem
nimmermüden Leben, auf den Stallboden, auf eine Frau,
einen Sack Kohlen, auf ein zusammengerolltes Schiffstau.

Wenn man nach dem genauen verwandtschaftlichen
Verhältnis zu Onkel Hajo fragt, stellt sich heraus, dass Onkel Hajo ein eher angeheirateter Onkel war. Oder, ehrlich
gesagt: ein Nennonkel. Oder, ehrlicher gesagt: ein Bekann-
ter des besten Freundes des Schwagers der Großmutter vä-
terlicherseits. Die Gemeinsamkeiten mit Onkel Hajo sind
zudem überschaubar: sie beschränken sich meist auf die
zwei Schachteln Zigaretten und keinen Arzt.

Es gibt Leute, die auch ohne Onkel Hajo nicht zum Arzt
gehen. Sie glauben, alles renke sich von selbst wieder ein –
insbesondere glauben sie das von Sachen, die sich nie und
nimmer selbst wieder einrenken. Leute, die das glauben,
sind eigentlich hartgesottene Wahrscheinlichkeitsrechner;
nur bei der Selbsteinrenkung von selbstständig Uneinrenk-
barem sind sie Wundergläubige.

Das Prinzip, nicht zum Arzt zu gehen, ist stärker als
Schmerzen. Da wird einiges in Kauf genommen. Bevor man
den Bandscheibenvorfall zum Orthopäden bringt, weil man
vor Schmerzen nicht mehr laufen kann, rollt man lieber auf
dem Skateboard des Sohnes liegend durch die Wohnung.
Geht ja auch. Und auch den Leistenbruch, der immer grö-
ßer wird, muss man nicht operieren lassen: Das ab und zu

rauslappende Stück Darm kann man mit geübtem Griff selbst wieder reinschieben.

Hinter dem ehernen Prinzip, nicht zum Arzt zu gehen, steckt die Überzeugung, man sei erst krank, wenn der Arzt das sagt. Dieser Glaube sitzt tief, da kann der Leistenbruch noch so klaffen, die Bandscheibe noch so abgeklemmt sein: Bis der Arzt dem keinen Namen gibt, kann man immer noch hoffen, dass sich alles von selbst einrenkt.

Viele Leute, die nicht zum Arzt gehen, sind ausgewiesene Hypochonder. Sie sind überzeugt, eine entsetzliche Krankheit zu haben – so überzeugt, dass sie nachts schlaflos Abschiedsbriefe an ihre Ehefrau formulieren. Die Krankheit, glaubt der arztvermeidende Hypochonder, wird aber erst dann, wenn der Arzt sie diagnostiziert, zum finalen Schlag ausholen. Solange man nicht zum Arzt geht, kann man sich in raren Momenten immer noch der trügerischen Hoffnung hingeben, vielleicht doch nicht ganz und gar todkrank zu sein. Der Arzt wird hier nicht als Helfer angesehen, sondern als eine Art Bestätigungstaste allen Übels.

DER PATIENT, DER IMMER SOFORT
ZUM ARZT GEHT

Auch der Patient, der immer sofort zum Arzt geht, der arztkonsultierende Hypochonder, sieht im Arzt einen Magier. Einen, der einem nicht nur die bei jedem Kratzen im Hals aufkeimende Todesangst nimmt, sondern auch gleich die Lebensangst ruhigstellt. Ein solcher Patient stellt sich gerne vor, wie es wäre, wenn man nicht zum Arzt gehen müsste, weil der Arzt immer schon da wäre; wie es wäre, wenn man mit dem Arzt zusammenleben würde.

Jeden Morgen würde der Arzt einem, mit gezieltem Griff an die Kehle, den Puls messen. Er würde einem tief in die Augen schauen und dabei ein Glaukom ausschließen. Mit scheinbar beiläufigem Streichen über den Unterarm würde er die Erhabenheit von Leberflecken prüfen. Mehrmals monatlich würde er einem den ganzen Körper durchleuchten, alles Verborgene ans Licht bringen, um festzustellen, dass an einem nichts auffällig ist.

Wäre doch mal etwas auffällig, wüsste der Arzt wider Erwarten einmal nicht weiter, würde er in seinem Adressbuch nachsehen, unter dem Eintrag *Koryphäen international* hätte er unzählige Einträge gespeichert, *Koryphäe Herz, Koryphäe Nieren,* natürlich wären da nicht die dienstlichen, sondern die privaten Telefonnummern der Koryphäen gespeichert, und sobald der Arzt anriefe, würden die Koryphäen sogleich alle anderen Herzen und Nieren liegen lassen.

Abends würde der Arzt (im Schneidersitz auf der keimfreien Sofalandschaft) einem die Knirscherschiene oder Knicksenkspreizfußeinlage zurechtfeilen oder versonnen kleine, wackelige Türmchen aus den allerverschreibungspflichtigsten Tabletten bauen, von denen man natürlich jederzeit kosten dürfte. Im Kühlschrank stünden, neben Aufschnitt und Joghurt, Blut- und Urinproben, auf dem Herd würde ständig etwas köcheln, das sterilisiert werden muss. In der Waschmaschine rotierte täglich der Arztkittel, und auf dem Balkon, neben den Geranien, würde der Arzt Hefepilze züchten.

Wie ein Breitbandantibiotikum würde der Arzt sich um die Tage legen, mit dem Griff einer zupressenden Blutdruckmessmanschette am Oberarm würde der Arzt einen durch's Leben leiten. Man wäre durchschaut und entschärft, man läge vollkommen in der desinfizierten Hand des Arztes, man wäre nichts anderes mehr als ein beargwöhnter Leib zweifelhaften Inhalts.

DER ARZT IN DER FAMILIE

Der Arzt ist immer Arzt; er muss jederzeit unversehens in sein Arztsein hineinschlüpfen können, auch wenn er es eigentlich gerade abgelegt hatte. Wenn er ganz privat in einem Flugzeug sitzt, um seinen Jahresurlaub vom Arztsein zu nehmen, und der Pilot plötzlich und unerwartet durch seinen Lautsprecher fragt, ob ein Arzt an Bord sei, muss der Arzt sich melden. Nie wird durch Pilotenlautsprecher gefragt, ob ein Soziologe oder Steuerberater an Bord ist. Und selbst wenn: Soziologe und Steuerberater können dann getrost tiefer in ihren Sitz rutschen, unerkannt einen zweiten Flugzeugtomatensaft ordern und sich denken, so weit kommt's noch, dass ich mich jetzt zu erkennen gebe, mitten in meinem Jahresurlaub, da bin ich fernab von meinem Beruf. Der Arzt aber muss sich immer zu erkennen geben. Er muss seinen Beruf stets griffbereit haben – auch und vor allem in einer angeheirateten Familie.

Wenn jemand in der Verwandtschaft überlegt, einen Arzt zu heiraten, wird ihm von der Ursprungsfamilie immer sehr zugeraten. Es ist dann egal, ob der heiratswillige Arzt schwerwiegende Mängel hat, ob er zum Beispiel CSU wählt oder nicht mal ein Spiegelei braten oder etwas eindübeln kann, ob er einen Kegelklub, einen blinden, sabbernden Rottweiler, einen Pokal für den ersten Platz im Bratwurstwettessen 1994 oder eine Kaffeetasse mit einem Foto seiner Mutter drauf mit in die Ehe bringt. Das macht alles gar nichts, weil er schließlich Arzt ist; und einen Arzt, findet die Ursprungsfamilie, kann man unbesehen heiraten.

Der Arzt in der Familie ist unschätzbar viel wert, und sobald er eingeheiratet ist, ist er auch zweifellos ein guter Arzt. Egal, auf welche Fachrichtung der Arzt sich eigentlich spezialisiert hat: Sobald er in der Familie ist, wird er immens wandlungsfähig. Hat der Onkel es am Rücken, ist der eingeheiratete Arzt im Handumdrehen ein prima Orthopäde. Hat die Schwester Herzklabastern, ist er schwuppdiwupp ein versierter Kardiologe. Hat die beste Freundin der Schwiegermutter schwere Beine, ist er in Nullkommanix ein gefragter Phlebologe. Hat der Neffe Fieber, ist er ein geduldiger Kinderarzt. Wird die Großmutter schwermütig, ist er ein beherzter Psychiater. Das ist toll. Und noch toller ist: Der Arzt in der Familie ist das alles jederzeit, auch nachts und an Feiertagen. Und sogar, wenn er gar nicht da ist. Ist nämlich der eingeheiratete Arzt im Urlaub, wenn der Schwager ungünstig auf den Steiß gefallen ist und das rezeptfreie Schmerzmittel nicht ausreichend wirkt, kann der Arzt auch von den Malediven ein Rezept für Ibuprofen in der Standardstärke für Rhinozerosse an die heimatliche Apotheke faxen. Noch viel praktischer ist es natürlich, wenn der eingeheiratete Arzt einen Blankorezeptblock mit seiner Unterschrift dagelassen hat. Darum würde die Familie ihn natürlich nie bitten, aber wenn sie Glück hat, kommt er selbst drauf.

Bei Familienfesten sucht ein jeder die Nähe des eingehei-

rateten Arztes, um Gelegenheit zu finden, ihm einen Leberfleck, ein Neugeborenes, eine Schwellung oder ein Ohr zu
zeigen. Der eingeheiratete Arzt macht alles geduldig mit. Er
horcht und klopft und tastet ab, er besieht die ganze Sippe.
Wenn er Geburtstag hat, stapeln sich vor seiner Haustür
liebevoll ausgesuchte Geschenke der dankbaren Familie:
Am Geburtstag des eingeheirateten Arztes sieht es vor seiner Haustür aus wie vor der eines medienpräsenten Ent-
führungsopfers. Wenn der Arzt in Urlaub fährt, reißt man
sich in der Familie darum, den blinden, sabbernden Rottweiler zu hüten und die Blumen des Arztes zu gießen. Fragt
der Arzt nach einem guten Friseur, verbringt die Familie
ganze Arbeitstage damit, den besten Friseur der Stadt zu
ermitteln.

Fast ist die Verwandtschaft ein bisschen froh, wenn dem
Arzt mal ein Malheur passiert und sie leidenschaftlich helfen kann. Hat der eingeheiratete Arzt einen Wasserrohr-
bruch, schöpfen Vertreter aller Generationen seinen Keller
leer. Bleibt das Auto des Arztes liegen, schieben Trauben
Verwandter an, verheddern sich im Feuereifer mindestens
zwölf Starthilfekabel im Motor des Arztautos.

Wie kein anderes Familienmitglied kann sich der Arzt
der unverbrüchlichen Liebe der Verwandtschaft sicher sein.
Er wird diese Liebe nicht los, auch wenn er eines Tages so
blind und gebrechlich sein sollte wie sein dann längst ver-
storbener Rottweiler, wird er wegen der unabhängbaren
Liebe der Verwandtschaft noch nach seinem Stethoskop,
nach seinem Rezeptblock tasten müssen.

Bleibt zu hoffen, dass die Ehe des Arztes die Liebe der Verwandtschaft wenigstens annähernd wettmacht.

DAS GEGOOGELTE SYMPTOM

Ärzte haben fast immer eine Internetseite. Sie ist entweder in einem kräftigen Blau, in Arzthemdmintgrün oder nüchternem Schwarz-Weiß gehalten. Privatärztliche Internetseiten sind oft mit Wellnesssymbolen eingerahmt, mit Fotos von sich wiegenden Gräsern oder formschönen Steinen. Auf der verspielten Arztinternetseite hoppelt ein niedliches Tier über die Startseite, ein Kaninchen oder Eichhörnchen, das dem Patienten seine Kontaktscheu nehmen soll. Es gibt Seiten mit und ohne Arztporträtfoto, wobei die ohne Foto immer weniger werden, sodass man bei einer Seite ohne Arztfoto schnell mutmaßt, dass der Arzt entweder sehr uneitel ist oder aussieht wie Vic Dorn.

Das Arztfoto ist, wie bei anderen Kontaktanzeigenfotos auch, etwas geschönt (der Arzt hat hier fluffigeres Haar und eine gesündere Hautfarbe). Es gibt drei klassische Arztfotoposen. In der ersten schaut der Arzt lösungsorientiert wie ein amerikanischer Präsidentschaftskandidat, meistens hat er dabei die linke Schulter etwas nach vorne geschoben und blickt über sie herüber, weil das dynamisch und eindringlich macht. Oder er hat eine Hand am Kinn und schaut nachdenklich, so, als erkläre ihm gerade jemand sehr schlüssig und ausführlich, warum er, der Arzt, der beste Mediziner der Welt ist. Mit der Hand am Kinn verweist der Arzt auf sein Ohr, er signalisiert, dass er gut und auch tagelang zuhören kann und ihm nach dem Zuhören etwas ganz Unkonventionelles einfallen wird. In der dritten Pose lacht der Arzt offenherzig in die Kamera. Mit diesem Arzt kann man noch in der Praxis Pferde stehlen; bei ihm ist alles, auch Schlimmes, halb so wild.

Die Internetseite suggeriert oft, dass es sich nicht um eine Arztpraxis handelt, sondern um ein Hotel. Das ist schön, denn man kann darüber kurzzeitig vergessen, dass es auch in der *kleinen, aber feinen Zahnarztpraxis im Herzen von Lindenthal* einen Bohrer gibt. Dass man auch in *Ihrer freundlichen Gastropraxis über den Dächern der Universitätsstadt Göttingen* einen Schlauch schlucken muss.

Unter der Rubrik »Impressionen« oder »Galerie« sieht man dann auch keine Fotos von Menschen mit Schläuchen oder Bohrern im Mund, sondern poetische Fotografien von lichtdurchfluteten leeren Wartezimmern, blitzblanken Instrumenten, die aussehen, als seien sie das Besteck für ein exquisites Diner, und erfüllten Arzthelferinnen.

Der Arzt findet, dass man sehr wohl ihn, nicht aber das Symptom im Internet nachschlagen sollte. Er hat recht damit. Das Internet ist wie die dreizehnte Tür im Märchen, die man keinesfalls öffnen darf und dann doch öffnet, um sein Symptom oder ein gerade verschriebenes Medikament zu erforschen. Leider springt das Internet viel leichter auf als eine Märchentür, man muss dazu keine anspruchsvollen Zaubersprüche hersagen, sich nicht erst den kleinen Finger abschneiden oder sich umständlich in ein Tier verwandeln. Hinter der Tür lauert immer ein märchenhaftes

120

Grauen, und meistens begegnet es einem in Gestalt eines Forums.

Gerät man auf Foren, wird man von Forenschreibern sofort sehr, sehr krankgeschrieben. Forenschreiber haben das Medikament, das einem gerade verordnet wurde, auch schon mal genommen, aber nach der ersten Einnahme »hab ich so bauchkrämpfe gekriegt im bauch mir war total schwindelig und bauchkrämpfe !!!!!!!!!!!!!!!!!!! wenn mein GöGa ☺ nicht heimgekommen und mich getröstet hätte wär ich gestorben ☹ ☹ ☹ jetzt sagt der Doc ich soll das trotzdem weiter nehmen bin verzweifelt habt ihr erfahrung mit so was???????????«

Forenschreiber sind vor allem nachdrücklich. Sie schreiben ohne Punkt und Komma, weil man sich in Verzweiflung nicht mit so was aufhalten kann. Allerdings haben sie ausreichend Zeit für überbordende Frage- und Ausrufungszeichen und liebevoll ausgestaltete Smileys, Smileys mit heruntergezogenen Mundwinkeln, Smileys, die blinken wie Blaulichter und um Hilfe winken und umfallen können. Es wimmelt in Foren von selbst gemachten entsetzlichen Verdachtsdiagnosen. Die Wirkung jeder Tablette wird auf Foren geschildert wie die Wirkung eines Axtmörders. Es gibt auf Foren nicht eine einzige Krankheit, nicht ein einziges Symptom, mit denen man leben kann.

Weil es hier blinkt und tost und alles immer viel zu laut ausgerufen wird, kann man sich im Zweifelsfall gut an der Unseriosität der Foren festhalten.

An sehr viel weniger kann man sich festhalten, wenn

man auf eine Seite gerät, auf der nichts blinkt und auf der man nicht einmal ein alleinstehendes Ausrufungszeichen findet. Wenn auf einer solchen seriös anmutenden Seite dem nachgeschlagenen Symptom eine verheerende Ursache beigestellt wird, klappt man den Computer sehr schnell zu. Wenn es gut läuft, klappt man ihn zu, weil man sich nicht länger beunruhigen will. Wenn es schlecht läuft, klappt man ihn zu, weil man mit dem Computer unterm Arm sofort zum Arzt geht – zu dem Arzt, der einem verboten hatte, ins Internet zu schauen.

Obwohl man sich deren Unhaltbarkeit immer wieder vorbetet, ist man befallen von den Foren, und man ist noch befallener von der seriösen Seite mit unheilvoller Ursache. Wegen dieses Befalls sehen auf dem Weg zum Arzt, in der U-Bahn, alle Mitreisenden todgeweiht aus (also noch todgeweihter als sowieso schon). Denn sie alle haben gewiss irgendein Symptom, und sei es ein klitzekleines – ein winziger Schwindel, ein Pünktchen auf der Haut, ein kurzes Bauchgrimmen –, dem eine grauenhafte Ursache zugrunde liegt. Wie zu groß geratene Mouches volantes schweben vor dem eigenen Auge blinkende Smileys durch den Waggon, setzen sich stapelweise Frage- und Ausrufungszeichen auf die Köpfe der ahnungslosen Kranken in der U-Bahn. Auch man selbst hat bestimmt einen blinkenden Smiley und ein Fragezeichen auf dem Kopf, man kann es nur nicht sehen. So, wie der Arzt die verheerende Ursache für das Symptom nicht gesehen hat. Das Internet aber, das hat sie gesehen.

Der Arzt, zu dem man mit seinem Internet gelaufen ist, sieht einem schon von Weitem an, wo man sich herumgetrieben hat. Man ist nämlich, wie die Schwester der »Goldmarie«, mit Pech begossen. Leise fluchend macht der Arzt sich daran, den ganzen Schmodder wieder abzukratzen.

DER ARZT IM KRANKENHAUS

Der einzige Arzt, der wirklich immer Kittel trägt, ist der Arzt im Krankenhaus.[26] Er hat viele Gesichter, viele Körper und viele Namen. Er kann sich stündlich in einen anderen verwandeln. Da man sich all die Namen der einzelnen Arzterscheinungsformen nicht merken kann, gibt man ihnen neue: Dr. Barsch und Dr. Tätschel, Dr. Wimper, Dr. Derrick, Dr. Subdepressiv, Dr. Nasenhaar, Dr. Ulk und Dr. Wunderbar.

Die Zeit im Krankenhaus vergeht nicht so wie im herkömmlichen Leben. Sie verklumpt. Man weiß vom Hörensagen, dass es im Krankenhaus eigentlich sehr hektisch zugeht (man hört das an den Schritten vor der Zimmertür, schnelle gummibesohlte Arztschuhe auf dem Linoleumflur, es klingt wie ein beschleunigter Schluckauf), hier im Zimmer aber geschieht alles sehr langsam und immer gleich. Es gibt Visite, Fernsehen, Tabletten und manchmal Besuch.

Weil das bisherige Leben samt seiner Protagonisten im Krankenhaus schnell in Vergessenheit gerät, wird der Arzt in all seinen Erscheinungsformen auf Spitzenpositionen ge-

---

26 Der Patient hingegen trägt im Krankenhaus nichts als eine leibgroße Serviette. Dazu ein Plastikbändel am Handgelenk, wie man es in einem All-Inclusive-Club bekommt oder wenn man gerade geboren wurde.

setzt, die im geläufigen Leben eigentlich gar nicht vakant sind. Dem, der einem souverän ein defektes Organ[27] herausoperiert hat, natürlich war es Dr. Wunderbar, möchte man sofort die Ehe antragen. Der, der immer begütigend tätschelt, ist fortan der beste Freund, den man je im Leben hatte. Der, der das Wundpflaster immer kalt lächelnd und viel zu langsam abzieht, ist der schrecklichste Mensch, den man jemals kennengelernt hat.

Wenn Besuch kommt, erinnert man sich kurzzeitig wieder daran, dass es draußen ein herkömmliches Leben gibt, ein Leben mit zurechnungsfähiger Zeit und langfristig besetzten Spitzenpositionen. So sehr man sich Besuch ins Krankenhaus wünscht, so unangenehm ist es, wenn er dann da ist. Man fühlt sich befangen, so, als sei man nicht im Krankenhaus, sondern in Untersuchungshaft, und der Besuch schaut einen an, als sei er nicht ganz sicher, ob man wirklich unschuldig ist.

Nach einem sogenannten Routineeingriff im Krankenhaus zu liegen, ist eine sehr effektive Aging-Therapie. Man macht ganz automatisch Dinge, von denen man dachte, dass sie erst in einigen Jahren anstehen. Gemeinsam mit

---

27 Wenn man Glück hat, ist es eins, das man nicht unbedingt nötig hat, ein Organ, das die Schöpfung eingeräumt hat, wie ein einflussreicher Onkel dem nichtsnutzigen Neffen einen Praktikumsplatz verschafft. Jedenfalls stellt der Arzt das so dar, kurz bevor er einem die Mandeln oder den Blinddarm herausoperiert.

dem Zimmernachbarn malt man sich aus, was es wohl heute zum Mittagessen geben und wer es vorbeibringen wird, man studiert die Fernsehzeitung, die die Großmutter abonniert hatte und von der man dachte, dass sie mit dem Tod der Großmutter eingestellt worden sei. Man tauscht mit dem Zimmernachbarn Krankengeschichten aus wie Schulkinder Fußballer-Bildchen. Man versucht gemeinsam, die Fernbedienung des Fernsehers zu enträtseln, schaut Nachmittagsfernsehen, man sieht den Arzt in Serie. Es fehlt nicht viel, und man würde glauben, dass der Arzt zur Visite nicht durch die Zimmertür, sondern aus dem Fernseher herabsteigen wird; wenn er fertig ist mit allem Guten, was er den Tag über in der Serie tut: auf dem Weg zur Klinik einen Abiturienten aus einem Autowrack ziehen, beim Händedesinfizieren vor einer komplizierten Herzoperation dem jungen Kollegen das Leben erklären, während einer dramatischen Wiederbelebung eines Verunfallten der beistehenden Krankenschwester über den Mundschutz und den fast toten Patienten hinweg Blicke zuwerfen, die Bände von mühsam gezügelter Leidenschaft sprechen, auf dem Krankenhausflur im Handumdrehen Hoffnung und Struktur in das Leben einer 17-jährigen heroinabhängigen alleinstehenden werdenden Mutter von Drillingen bringen.

Es fehlt nicht viel, und man würde sich zur Visite die Haare richten (man hat seine Haare, man hat eigentlich alles von sich schon sehr lange nicht mehr gesehen, bestimmt sind die Haare mittlerweile onduliert). Es fehlt noch viel weniger, und man würde bei der Visite, wenn der Arzt einen naheliegenden Scherz macht, mit glänzenden Augen und kichernd sagen: »Sie sind mir aber ein Schelm, Herr Doktor.«

Man versteht plötzlich einiges von dem, was man früher nicht nachvollziehen konnte. Vor allem Arztromane.

DER ÄLTESTE ARZT DER WELT

Den sehr alten Arzt lernt man am ehesten kennen, wenn man noch sehr jung ist. Wenn man nachts mit verklebten Haaren, siedendheißem und verpusteltem Körper in seinem Bett liegt, die Mutter auf dem Bettrand sitzt, mit dem Quecksilberfieberthermometer in der Hand, dessen blauer Fieberstandsanzeiger erst viel zu weit oben stehen geblieben ist[28], mit einem Waschlappen in der anderen Hand, den sie auf die Kinderstirn legt und der dort beinahe sofort trocknet. Das Gesicht der Mutter wirkt verknittert, obwohl sie derzeit noch gar nicht im Verknitterungsalter ist, Anfang vierzig vielleicht, so alt also wie das Fieber hoch.

Man sieht dem Gesicht der Mutter zu, wie es sich entspannt, als die Scheinwerfer des Arztautos durch das nächtliche Kinderzimmer streichen. Die Mutter steht auf und läuft zur Tür, um den Arzt hereinzulassen, man hört, wie die Stimme und die Schritte des Arztes näher kommen.

Der Arzt ist wahrscheinlich um die sechzig Jahre alt, aber aus der sehr jungen Perspektive ist er zirka hundertzwanzig. Der sehr alte Arzt ist, so gesehen, auch sehr groß. Er setzt sich ans Kinderbett, seine Knie ragen bis über die

28 Und zwar nicht, weil man das Thermometer, wie man das später oft tat, wegen drohender Mathearbeiten an die Glühbirne der Nachttischlampe gehalten hat.

Nachttischlampe. Der sehr alte Arzt streicht einem über die sehr junge Stirn, lächelt und sagt: »Du bist ja ein Öfchen.« Er hilft einem aus dem schweißnassen Frotteepyjamaoberteil, drückt vorsichtig am Bauch herum und sieht einen dabei fragend an. Man ist jetzt viel wacher als vorher, weil es gilt, dem Arzt zu helfen, den Körper, die Pusteln und das Fieber zu verstehen, man passt genau auf, ob und wo der Druck der Hand auf dem Bauch wehtut. Der Arzt holt das Stethoskop hervor, aus einer Tasche oder, weil er wahrscheinlich zaubern kann, aus der Luft. Er nimmt es zwischen die Hände und behaucht es, weil Kaltes, wenn man Fieber hat, immer tausendmal kälter ist als in Wirklichkeit. Der sehr alte Arzt ist nicht nur Kinderarzt, er ist der Arzt für alle, und er erzählt, wo das Stethoskop heute schon gewesen ist: auf der Brust eines auch in Wirklichkeit fast hundertjährigen Mannes, auf dem Bauch einer Frau, die bald ein Kind bekommt, und gerade eben noch auf der Brust eines Kindes, das so alt ist wie man selbst, das das gleiche Fieber, die gleichen Pusteln, die gleiche himbeerfarbene Zunge und, das ist wirklich ganz erstaunlich, das gleiche Jim-Knopf-Buch am Bett liegen hat. Vielleicht könne man ja mal zusammen spielen, sagt der Arzt, er werde die Telefonnummer dalassen.

Man hat zwar Fieber und ist ziemlich benebelt, aber man kann immer noch Sachen kombinieren. Man wird ganz offenbar nicht sterben. Sonst wäre es ja sinnlos vom Arzt, eine Adresse mit Jim Knopf dazulassen.

Man muss sich jetzt aufrichten, weil der Arzt den Rücken abhören will, dabei wird einem etwas schwindelig und übel, man schlingt die Arme um den Hals des Arztes, der Arzt kratzt etwas, er riecht nach Pfefferminz und ein bisschen nach Tabak. Der Arzt hält einen mit einer Hand fest, mit der anderen den Stethoskopkopf. Dann legt er einen wieder aufs Kissen und spricht mit der Mutter über Wadenwickel und einen Medizinsaft, und die Mutter geht Wadenwickelutensilien holen.

Leider wird einem jetzt speiübel. »Entschuldigung«, sagt man, richtet sich halb auf, und der sehr alte Arzt hält einem die Stirn, während man ihm auf die Füße kotzt, die dummerweise in Sandalen stecken.

Die Mutter kommt mit Handtüchern und einem Eimer voll Wasser zurück, sie guckt entsetzt und sagt: »Ach herrje.« Weil man wegen des Fiebers doch nicht so gut im Kombinieren ist, begreift man nicht, dass sie wegen der vollgekotzten Arztfüße so entsetzt schaut; man glaubt, sie schaut so, weil man jetzt doch leider sterben muss, Jim-Knopf-Adresse hin oder her.

Der Arzt krempelt seine Hose hoch, zieht seine Sandalen aus, stellt seine sehr alten Arztfüße in den Wassereimer und wäscht sie sich mit dem Stirnwaschlappen sauber. Sicherheitshalber fragt man den Arzt: »Muss ich jetzt sterben?«

Der Arzt lacht. »Nein, Öfchen«, sagt er, »keine Sorge. Ich sterb zuerst.«

Der Arzt verspricht, morgen wiederzukommen. Er geht mit der Mutter aus dem Zimmer, man hört die Arztautotür, den Arztautomotor. Die Mutter kommt wieder herein, sie küsst einen auf die Stirn und sieht jetzt munterer aus. Wenig später sieht man die Arztscheinwerferkegel an der Zimmerdecke, aber nur noch gerade eben so, weil man fast schon eingeschlafen ist. Man wird nicht sterben, weil der Arzt vorher stirbt, weil sich das so gehört, und der sehr alte Arzt wird noch sehr lange leben.

Jahrzehnte später ertappt man sich bei der Überlegung, ob er wohl immer noch lebt. Er müsste jetzt auf die hundertsechzig zugehen.

DER ARZT AM ENDE

> *Hinhalten will ich mich. Wirke.*
> Rainer Maria Rilke

Es gibt den Arzt, dem man vertraut, weil man ihn kennt. Und es gibt den Arzt, den man zum ersten Mal sieht und dem man auf der Stelle vertrauen muss. Weil man zum Beispiel kurz vor dem Wochenende unerträgliche Zahnschmerzen hat und also keine Wahl.

Man hat den bislang unbekannten Arzt im Internet gefunden. Mit einer Hand tippte man durchs Netz, mit der anderen hielt man sich einen Eisbeutel auf die Backe. Es ist der Arzt ohne Webpage, es ist der Arzt mit schlechten Bewertungen – aber es ist auch der Arzt, der am Freitag um 13 Uhr noch offen hat.

Man rast zu dem Arzt hin, man weiß außer negativen Bewertungen und positiven Öffnungszeiten von ihm nur, dass die Begegnung mit ihm schmerzhaft werden wird.

Der Arzt ahnt, dass man es nur auf seine Öffnungszeiten abgesehen hat. Er hält sich nicht mit vertrauensbildenden Maßnahmen auf. Er begrüßt einen wortlos, und um keine Zeit zu verlieren, zieht er einen an der Hand, die man ihm zum Gruß geboten hat, in Richtung seines Untersuchungsstuhls, sodass man auf den Stuhl quasi herauffällt. Hier schildert man dem Arzt ungebeten, wo was wie wehtut, man macht das nicht gut und strukturlos, weil einem die Zahnschmerzen dazwischenfunken. Der Arzt brummt irgendwas und verzieht keine Miene. Er versucht einem jedes Mal, wenn man für einen neuen strukturlosen Satz den Mund öffnet, seine Kratzsonde zwischen die Lippen zu schieben. Er sieht einen an wie jemand, in dem es brodelt. Wie jemand, der die letzten drei Termine seines Anti-Aggressions-Trainings geschwänzt hat. Vielleicht täuscht man sich, aber auch die stumme und fahle Arzthelferin hat so ein sadistisches Glimmen im Blick. Und der Bohrer neben den beiden sieht nicht aus wie ein zahnärztliches Instrument, sondern wie ein Bodenverdrängungshammer zur unterirdischen Leitungsverlegung.

Weil man bei Angst zu einem verschwitzten Kontrolleur mit immensem Nervpotenzial wird, fängt man an, dem Zahnarzt Fragen zu Diagnose und Behandlung zu stellen; auch weil man dadurch die mögliche Bohrung hinauszögern möchte. Dummerweise verkürzen diese Fragen die ohnehin kurze Zündschnur des mutmaßlich explosiven Zahnarztes. »Sollte man vielleicht erst einmal in Ruhe röntgen?«, fragt man zum dritten Mal, als der Zahnarzt versucht, an den Zähnen herumzukratzen, »vielleicht ist es ja doch etwas an der Zahnwurzel?«

Dann explodiert der Arzt. »Jetzt pass mal auf«, sagt er und donnert seinen Kratzer auf die Ablage, »wenn Sie mich hier nicht meinen Job machen lassen, kannste gerne wieder nach Hause gehen und das Wochenende über leiden. Hab ich *überhaupt* kein Problem mit.«

Kurz ist es völlig still. Wenn in einem Sprechzimmer keiner spricht oder hantiert, ist es dort stiller als in herkömmlichen Räumen. Weil die Fenster geschlossen sind, weil nirgendwo etwas tickt oder tropft.

Man könnte jetzt aufstehen, seine Tasche und sein Nervpotenzial zusammenraffen, die Praxis verlassen und dabei tränenerstickt etwas von »Ärztekammer« sagen. Man könnte spontan ein Aggressionstraining machen und sagen: »Für dich immer noch Sie, Doktor Arschloch.« Man denkt an das Wochenende, das vor der Arztpraxis auf einen wartet. Also atmet man tief durch und sagt: »Gut. Dann los.«

Der Zahnarzt ist skeptisch. »Und Sie halten den Mund?«, fragt er. »Ja«, sagt man, »versprochen.«

Dann hält man den Mund und sperrt ihn auf. Die fahle Arzthelferin kommt näher, hakt einen Spuckeabsaugschlauch in die Backentasche, und man weiß nicht, ob das rasselnde Geräusch aus diesem Schlauch kommt oder aus ihrer Lunge.

Der Zahnarzt besieht die Zähne, er murmelt Buchstaben und Zahlen. Ganz kurz hofft man, der Arzt habe überraschend beschlossen, den Bohrer stecken zu lassen, es stattdessen mit Wunderheilung zu probieren und das Buchstaben- und Zahlengemurmel sei bereits die Behandlung.

Kurz darauf setzt sich der Zahnarzt eine riesige Schutzbrille auf. Offenbar rechnet er damit, dass demnächst Zahn- oder Knochensplitter mit hoher Aufprallgeschwindigkeit in sein Auge jagen könnten. Man ist dankbar für diese Brille.

Man möchte nicht, dass der Zahnarzt während der Behandlung sein Augenlicht verliert.

Dann macht er einen Kavaliersstart mit seinem Bohrer und es beginnt. Der Bohrer klingt extrem aufgeregt. Man hält sich dem Zahnarzt hin, und der Zahnarzt wirkt. Es tut weh. Man blinzelt ein bisschen. Man schließt die Augen, weil man glaubt, das sei entspannender, aber das Gegenteil ist der Fall, mit geschlossenen Augen geht man im Zahnschmerz verloren. Also macht man sie wieder auf und sieht sich nach etwas um, an dem man sich festhalten könnte. Man schaut an die Zimmerdecke, die aussieht, als sei sie aus Styropor, und die sehr kahl ist. Man wünschte, jemand hätte etwas Entlastendes da hingehängt, wenigstens ein abgeschmacktes Wellnessfoto mit einem Kirschblütenzweig oder Buddha. Man wünschte, der Arzt würde einem zwischenzeitlich die Schulter tätscheln und sagen: »Wollen wir uns wieder vertragen?«, aber außer dem Schmerz im Zahn klopft nichts, kein Zahnarzt, kein Zweig und kein Buddha. Es gibt nur den starren Blick des Zahnarztes, umkränzt von winzigen Tröpfchen, wahrscheinlich Spucketröpfchen, auf der Brille.

Man weiß, dass man aus dieser Nummer nicht so schnell wieder herauskommt. Weil man bei Schmerz den Sinn für dessen Vergänglichkeit verliert, weil Schmerz immer nur im Vorhinein vergänglich sein wird und im Nachhinein vergänglich gewesen ist, mittendrin aber mutmaßlich für immer, rechnet man damit, dass nicht der Schmerz, sondern das Leben gleich an einem vorbeiziehen wird.

Das Leben aber tut nichts dergleichen. Es schickt Ärzte vorbei. Sie ziehen in Miniatur über die riesige Brille des behandelnden Zahnarztes wie über eine Leinwand. Der unendlich freundliche Kinderarzt zieht vorbei, dem man buchstäblich entgegengefiebert hat. Der erste Zahnarzt, bei dem man erst mal auf dem Stuhl hoch- und runterfahren durfte, um hinterher den Mund aber doch nicht aufzumachen. Der zweite Zahnarzt, der aus Versehen daneben bohrte, es tat eigentlich gar nicht so furchtbar weh, der Arzt aber warf seinen Bohrer sofort auf den Boden, er umarmte einen und flüsterte: »Es tut mir leid, es tut mir so entsetzlich leid«, und man tröstete den Zahnarzt nach Kräften.

Der Kieferorthopäde zieht vorbei, bei dem man über sich selbst erschrak, weil sich hier zum ersten Mal zeigte, wie kaltblütig man lügen konnte (»Ja, ich trage die Zahnspange immer, auch in der Schule. Ich weiß ja, wie wichtig das ist«.). Der erste Frauenarzt, der unter seinem Behandlungsstuhl einen Bottich voller benutzter Instrumente hatte, sie lagen dort wie in einem Tümpel, wie bei Höhenangst durfte man keinesfalls hinuntersehen. Der Tierarzt, der den Hund, den man zum Geburtstag bekommen hatte, einschläferte, nachdem ein Orthopäde ihn angefahren hatte. Noch ein Zahnarzt zieht vorbei, ein beruhigender Zahnarzt, dessen Stimme wirkte wie ein Muskelrelaxans, der einem erklärte, dass Zähne, wenn sie gerade nicht arbeiten, am besten in einer Ruheschwebe sein sollten, und man fragt sich jetzt, wo es wehtut, wann man eigentlich zuletzt in einer Ruheschwebe war, samt seiner Zähne, und zieht die Frage lieber schnell wieder zurück.

Mehrere Orthopäden marschieren im Takt ihrer klopfenden Reflexhämmerchen über die Brillenleinwand. Einer befand: »Sie haben ja eine starke Tendenz zum O-Bein«, ein anderer befand: »Sie haben ja ganz eindeutig X-Beine«, und nun, im Vorbeiziehen, sind sie sich so uneinig darüber, was ein X und was ein O ist, dass sie beginnen, sich mit ihren Reflexhämmerchen auf die Köpfe zu hauen.

Drei Hals-Nasen-Ohren-Ärzte ziehen vorbei. Der eine zitierte, während er einem die Nase tamponierte, aus den wirklich guten Gedichten, die er nach Dienstschluss schrieb. Der andere sagte: »Sie werden bis an Ihr Lebensende Nasenspray nehmen müssen, noch auf dem Sterbebett.« Erst jetzt fällt einem auf, dass man das nie infrage gestellt hat, dass man seither sicher mit einem Fläschchen *Nasonex* auf dem Sterbebettnachttisch rechnet.

Ein freundlicher Neurologe zieht vorbei, der einen so anschaulich über die Feinheiten des Dreh- und Schwankschwindels aufklärte, dass alles in seinem Sprechzimmer begann, sich zu drehen und zu schwanken, auch er selbst. Ein Hautarzt, der sich über einen Leberfleck beugte, als sei er ein Edelstein, den man geerbt hatte und schätzen lassen wollte. Ein Internist, der immer genau wusste, was wie mit einem zu tun ist, der einem über die Jahre vermutlich eine Badewanne voller Blut abgenommen hat und einige Sorgen. Der immer, wenn er seine Diagnose verkündete, ein »Ob Sie es glauben oder nicht« vorausschickte, und man glaubte ihm immer. »Ob Sie es glauben oder nicht, das ist eine Gastritis«, sagte der Internist, »Ob Sie es glauben oder nicht, das sind Gallensteine«, »Ob Sie es glauben oder nicht, Sie können unbesorgt sein«, und, als man ihn fachfremd konsultierte: »Ob Sie es glauben oder nicht, Sie sind schwanger.«

Der Krankenhausgynäkologe zieht vorbei, der, als man unter der Geburt drohte, den Mut zu verlieren, gelangweilt sagte: »Es ist noch kein Kind dringeblieben.« Damals fiel einem zum ersten Mal nachdrücklich auf, dass auch noch niemand im Leben dringeblieben ist, egal, wie viele Ärzte wie oft bereitstehen. Ein Chirurg zieht vorbei, Hand in Hand mit einem Anästhesisten, dann ein Ballett aus Radiologen, und wieder der Internist. »Ob Sie es glauben oder nicht«, sagt er, »es ist jetzt gleich rum.«

Und dann ist es rum. Auch mit dem Schmerz. Der Zahnarzt und die Arzthelferin räumen einem sämtliche Gerätschaften aus dem Mund. Die Arzthelferin geht wortlos aus dem Zimmer, vermutlich in einen Sarg. »Es ist vorbei«, sagt man und ist durchströmt von Dankbarkeit für den gewaltbereiten Arzt, man fühlt sich, als säße man nicht auf einem Behandlungsstuhl, sondern stünde ausgezeichnet vor einem Oscarverleihungsmikrofon, in das man hineinsagen möchte: »Vor allem danke ich meinem Zahnarzt. Ohne ihn wäre das nicht möglich gewesen.«

»Vielen Dank«, sagt man gerührt. Der Zahnarzt, auf seinem Behandlungsrollhocker sitzend, muffelt irgendwas in seinen Mundschutz und rollt von einem weg.

Plötzliche Schmerzfreiheit führt zu Übermut. »Was ist eigentlich mit Ihnen los?«, fragt man den Zahnarzt. »Wieso sind Sie so unfreundlich? Ich bin viel weniger bescheuert, als Sie denken.«

Der Zahnarzt rollt wieder heran. Man zieht die Schultern hoch, man rechnet mit einem gezielten Faustschlag.

»Ich bin auch weniger bescheuert, als Sie denken«, sagt der Zahnarzt. »Aber ich bin heute wirklich am Ende. Ich habe irrsinnige Rückenschmerzen.« Er guckt einem missmutig auf die Mundpartie. »Sie haben da noch was. Wischen Sie das mal weg.« Dann rollt der Zahnarzt zu seinem Computer und notiert, was bisher geschah.

Man wischt sich mit dem Behandlungslätzchen weiträumig über den Mund und steht auf. Man erinnert sich an die vorbeiziehenden Orthopäden.

»Ist es ein ziehender oder stechender Schmerz? Strahlt er in ein Bein aus?«

Der Arzt dreht sich um. Er trägt immer noch seinen Mundschutz. »Sind Sie vom Fach?«

»Gewissermaßen«, sagt man, »aber vom anderen Ufer. Also: Ich bin Patientin. Rückenpatientin.« Man sagt das, als wäre »Rückenpatientin« der Familienname eines einflussreichen Clans.

»Aha«, sagt der Zahnarzt. »Eine Rückenpatientin. Sind Sie eine von denen, die mit ihren ewigen Rückenproblemen ihren Mitmenschen auf den Wecker gehen?«

»Absolut«, sagt man, »wenn mein Mann abends nach Hause kommt und fragt, wie mein Tag war, erzähle ich ihm

als Erstes, dass es beim Orthopäden jetzt eine neue Warte-
zimmerbestuhlung gibt. In freundlichem Beige.«

»Oh Gott.«

»Also, strahlt er aus, der Schmerz?«

»Nein.«

»Dann ist es vielleicht ein blockierter Wirbel. Ob Sie es
glauben oder nicht.«

»Ich glaube es nicht«, sagt der Zahnarzt.

Weil es rum ist mit dem Schmerz, kennt der Übermut
keine Grenzen mehr, und man geht jetzt spontan vor dem
Zahnarzt auf alle viere. »Ich kenne da ein paar Übungen
zur Lockerung der Rückenmuskulatur. Kommen Sie mal
runter.«

Aus dieser Perspektive hat man eine Zahnarztpraxis
noch nie gesehen. Mit dem Gesicht sehr nahe am Fuß des
Behandlungsstuhls stellt man fest, es ist auch hier alles
blitzsauber. Keine Flusen, kein Zahn, nicht mal eine winzige Wurzelspitze.

»Was machen Sie denn da?«, fragt der Zahnarzt, »was
soll denn das?«

»Jetzt pass mal auf«, sagt man von unten, »du kannst
gerne nach Hause gehen und das Wochenende über leiden.
Hab ich *überhaupt* kein Problem mit.«

Der Arzt blickt sich im Sprechzimmer um, als könne da,
am Freitag um 14 Uhr, noch irgendjemand sein. Dann geht
er langsam und ächzend zu Boden. »Vierfüßlerstand«, sagt
man munter, dieses Wort hat man von führenden Physio-
therapeuten gelernt. Der Arzt rappelt sich neben einem auf

alle viere. Man macht dem Arzt vor, wie man fachgerecht den Rücken abwechselnd rundet und durchdrückt und erzählt ihm wie ein führender Orthopäde allerlei von Mobilisation und Dehnung. Der Zahnarzt stöhnt, dehnt und mobilisiert. Er hat immer noch seinen Mundschutz auf. Nach fünfmaligem Rundmachen und Durchdrücken atmet er tief aus und sieht einem ins Gesicht.

»Und?«, fragt man. »Gut, oder?«

»Geht so«, sagt der Zahnarzt. »Sie haben da übrigens immer noch was.«

Man wischt sich mit dem Handrücken über den Mund, gerät dadurch in einen Dreifüßlerstand und ins Wanken, rempelt versehentlich gegen den Zahnarzt und sagt: »Sie auch.«

DANKSAGUNG

Ich bedanke mich herzlich bei Julia Eichhorn, Karin Graf, Martina Lüdicke, Johanna Straub, Ramón Garcia, Tilman Rammstedt und Gernot Reich. Und bei Florian Werner, der mir die Idee zu diesem Buch schenkte.

—

»Für mich die lustigste und feinfühligste
Schriftstellerin weit und breit«

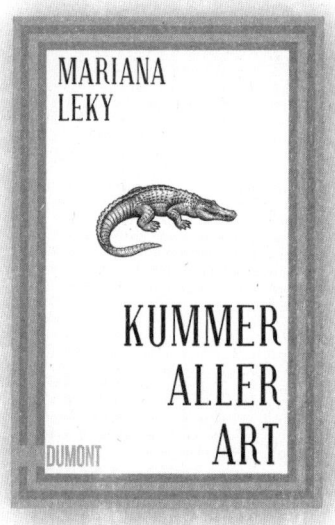

176 Seiten / Auch als E-Book

Im Inneren aller Figuren dieser literarischen Kolumnen herrscht
Unordnung: Sie leiden unter Schlaflosigkeit, Liebeskummer, Ruhe-
losigkeit, Tremor oder hadern mit der Vergänglichkeit ihres Lebens.
Kummer aller Art plagt die Menschen, die sich, mal besser, mal
schlechter, durch den Alltag manövrieren. Klug, humorvoll und mit
großem Sinn für Feinheiten und Absurditäten porträtiert Mariana
Leky Lebenslagen von Menschen, denen es nicht an Zutraulichkeit
mangelt, wohl aber am Mut zur Erkenntnis, dass man dem Leben
nicht dauerhaft ausweichen kann.

www.dumont-buchverlag.de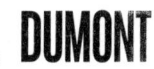